脳を休めればすべてがうまく回り出す

きっと、あなたもストレス・不安・疲れから自由になれる！

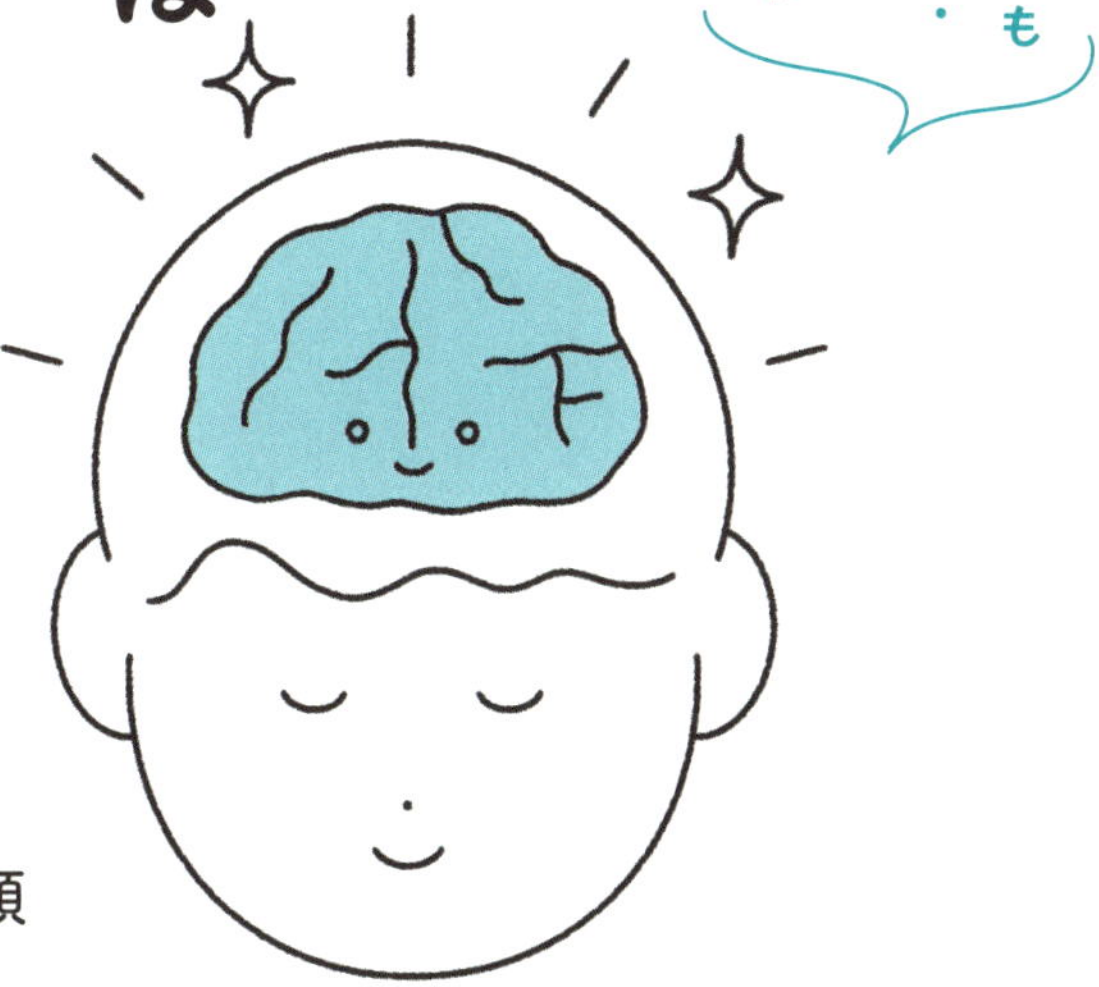

大嶋信頼

JN130140

WAVE出版

はじめに

私は小学生の頃から、「ハァ〜」とため息をついて、「疲れた〜」と言うのが口癖で、親からは、「何もしていないのに、どうして疲れるの！」と、よく言われていました。

でも、息が苦しくため息ばかりが出てきて、体もだるくて動くのがおっくう。「疲れているのに、どうしたらいいいんだ……」という日々でした。

まわりからは、「怠け者」と思われていたようです。

＊

教科書を開いても集中できず**（集中力）**、

文字なんて頭に入ってこないし、文章を読んでもよくわからない**（理解力）**。

ボーッとしていると、どんどん時間がすぎていって、親からは、

「なんで計画を立てられないんだ！」**（計画力）**

「ボーッとしてないで、ちゃんと動きなさい！」**（行動力）**

と言われる始末。学校でも家でも、しょっちゅう忘れ物をするので、

「なんでもっと注意深くなれないんだ！」**（注意力）**
「どうして自分で始めたのに途中でやめちゃうの！」**（持続力）**と怒られ、
「疲れていて、まともに考えられないんだから、しょうがないじゃないか」と言いたくても、「何もしてないのに、疲れるわけないだろ！」と言われそうでした。

大学生になってアルバイトをしていたときも、「どうして、こんなに人よりも疲れるんだ……」と悩んでいました。

でも、疲れ方がひどいから辞めたいと言えば、「甘えるな、根性なし！」と非難されそうなので、「仕事の内容が合わないから」「上司と合わないから」と嘘を言って辞めたことが何度もあります。本当は疲れて続けられないだけなのに。

*

そんな私が大学卒業後も心理学の研究を続け、日々思い悩む人たちのカウンセリングを進めている中で、ふと気づいたのです。子どもの頃の自分は、**脳を休めていなかったからあんなに疲れていたんだ**と。

そうです。**脳は年齢に関係なく休ませる必要があるのです。**

体が重くて疲れているときに脳を休ませると、

「あれ？　体じゃなくて脳が疲れていたんだ」

という実感が湧いてきます。そして、

「これまでの自分はなんだったんだ」

というくらいに、新しい自分を発見することにつながります。


私は、自分は落ち着きも集中力もないと思っていたのですが、その原因が脳の疲れであることがわかってからは、この本の執筆のように楽しく集中できるようになっています。また、コミュニケーションも苦手だったのですが、人前でリラックスして話せるようになり、われながらその豹変ぶりに驚いています。

＊

「脳を休ませる」ことって、すごく大事なことなんです。注意力、集中力、持続力、理解力、計画力、行動力……いろいろな能力が高まって自己実現のエンジンがパワーアップします。人間関係でも、優しくなったり寛容でいられたり、いいことずくめです。すごいですね。

では、その「脳を休ませる」にはどうしたらいいか——それが本書のテーマです。
私のカウンセリング歴30年、臨床経験10万件の中から、本書では、よくある**「事例」を使って、脳科学から見た悩みの「メカニズム」を知って納得し、問題を「解決」してそのまた上に行く方法という順番で、読者のみなさんの脳を休ませ、日々の悩みを解決していく方法**をまとめました。

この本は、科学的にどうということはまったく気にせずに、楽しく読み進んでいってください。そうすることで、子どもがベッドで本を読んでもらっているうちに眠ってしまうように、脳が自然と休まっていくでしょう。

みなさんがかつての私と同じように、長年悩んできた問題を解消し、脳を休ませる達人になって、新たな自分を見つけ、ワクワクする明日を歩いていけることを願っています。

２０２５年2月

大嶋 信頼

目次

序章

脳が疲れているんです

第1章

脳が休めていません

第2章

脳は鈍くなります

第3章

脳は自分が見えません

第4章

脳は人のことを考えすぎます

第5章

脳を癒やしてあげよう

脳にはどのような部位があり、どういう症状を引き起こすのか

前頭前《ぜんとうぜん》野《や》

前頭前野の機能が低下すると、
意欲の低下・注意障害・脱抑制・
易怒性などの症状があらわれる。

前帯状《ぜんたいじょう》皮《ひ》質《しつ》

自律的機能のほかに、報酬予測、意思決定、共感、情動といった認知機能に関わっているとされている。

後帯状《こうたいじょう》皮《ひ》質《しつ》

「ストレスの原因をなんとか解決しよう」といろいろと考えたり悩んだりしているときに、より活発に動いてしまう。

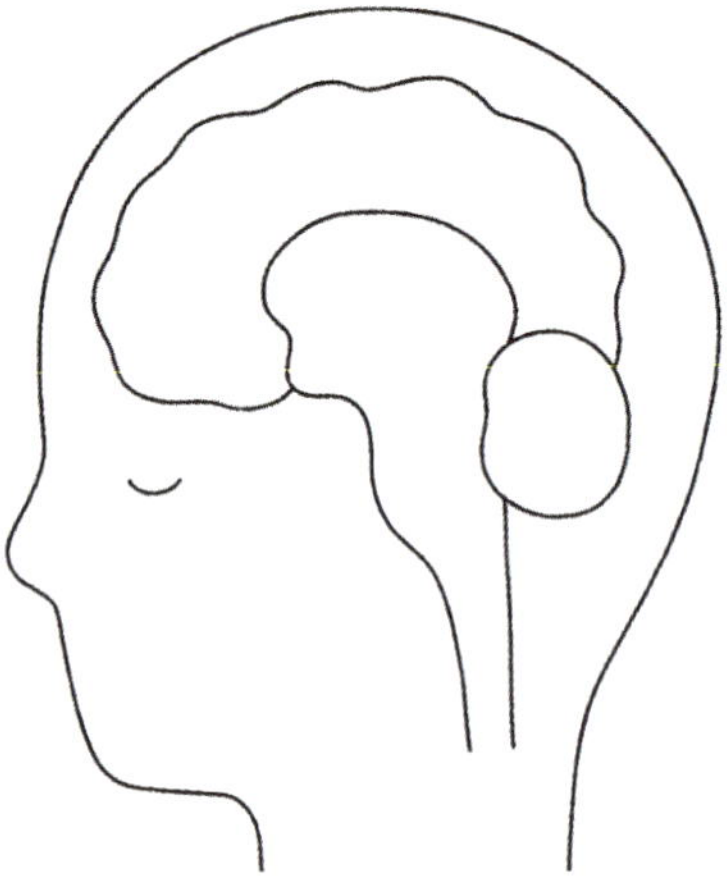

眼《がん》窩《か》前頭《ぜんとう》皮《ひ》質《しつ》

前頭葉の腹側面（下部）に位置しており、この脳部位には視覚、聴覚、体の感覚機能とともに味覚、嗅覚情報も集約されている。

視《し》床《しょう》下《か》部《ぶ》

脳のいちばん奥にある間脳に位置しており、自律神経や内分泌を多面的に調節する中枢機能のことをいう。

序章

脳が疲れているんです

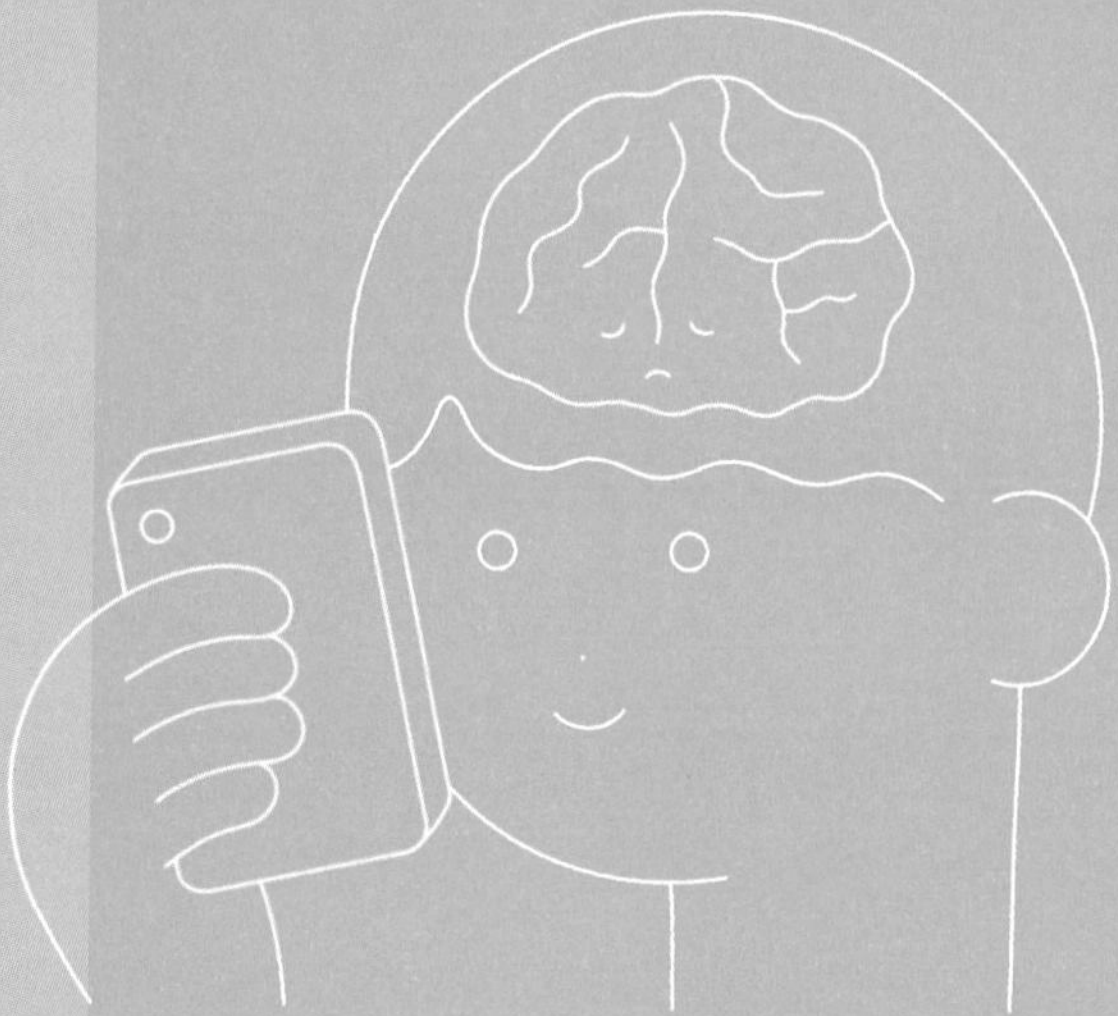

それ、体ではなく脳が疲れているんです

私たちが抱く「疲れる」の一般的なイメージは、「力が入らなくて動けない」です。ところが脳の場合は「スイッチが入らなくて動けない」のではなくて、「スイッチが入ったまま切り替えられなくて動けない」ということなのです。

例えば、脳が疲れていると「スマホの動画を見るのをやめられない」となるのは、頭の中で行動の切り替えをしている〈前帯状皮質〉という部分が活発になってしまっているのです。

〈前帯状皮質〉が正常に働いていれば、スマホを見ていても「もう寝よう」と、次の行動に切り替えることができます。でも、活発に動きすぎていると、スマホを見続けている動作をやめられない、つまりほかの動作に移れなくなるのです。

動画を見るのがやめられないのは、「ほかのことをするよりも動画が面白いから」

ということもありますが、「不快なこととかイヤなことを忘れたくて動画で癒やされていいたいから」ということもあります。こちらが問題です。その不快という事実さえ自分で意識したくない、気づきたくないのです。

〈前帯状皮質〉のスイッチが入りっぱなしになって動画を見続けていると、不快なことが次から次へと思い出されてしまいます。

〈前帯状皮質〉は、痛みや不快な感情を制御するところでもあるので、活発になるほど制御できなくなり、ますます不快さに悩まされ、その状況から逃げるために、さらに動画を見続けることになるのです。

では、どうして〈前帯状皮質〉が活発になって制御が利かなくなるのかというと、「疲れる」からなのです。

疲れると炎症物質が体の中に発生します。子どもの頃に転んで頭を打ってたんこぶをよくつくりましたが、あそこが炎症部分です。たんこぶは熱を持ち、周囲の神経が活発になって痛みが出ます。

脳の場合も、疲れて炎症が起きると〈前帯状皮質〉が熱を帯びて活発になり、「不快なことを考えるのが止まらない」といった痛みを感じてしまう。その痛みを忘れたくて動画を見続けてしまうのは、炎症で〈前帯状皮質〉が活発になり、行動のスイッチを切り替えられなくなってしまうからです。

動画を見続けると炎症が悪化して〈前帯状皮質〉が活発になり、「脳の疲れ」になります。

ボーッとしているときも脳は疲れているんです

ボーッとしているときは、何も考えずに脳が休まっているように思うかもしれませんが、じつは未来のことや過去のことに思いを巡らせて「白昼夢」に入っている状態で、脳の〈後帯状皮質〉という部位が活発になっているのです。

何もしていないのに、あっという間に時間が経ってしまったというときは、ボーッとしていて何も考えていなかったのではなく、じつは〈後帯状皮質〉が活発になり、過去と未来を行ったり来たりして、考え続けていたのです。

であれば、「考えているだけだったら、疲れないんじゃないの?」と思うかもしれません。でも、**〈後帯状皮質〉が活発になって白昼夢状態に入ると、脳全体が活発に**

動いてしまうので、ものすごいエネルギーを消費してしまい、「何もしていないのに疲れた」となるのです。

つまり「脳を休めるためにやっている」ことが、逆に「脳を活発にして疲れさせている」のです。それも、疲れて炎症が発生して〈前帯状皮質〉や〈後帯状皮質〉が活発になってのことなので、自分では制御しにくいのです。

ここで、あなたの脳がどれだけ疲れているのか、次ページのテストで試してみてください。本書ではその結果を踏まえて、「制御しにくい脳」を上手に手なずけていく方法を紹介していきます。

私がこの方法で行った多くのカウンセリングでは、ほとんどの方が〝どん底〟から抜け出しています。きっとあなたも、楽しい日々を迎えられるようになります。

脳の疲れ度チェックテスト

次の質問に、「はい」か「いいえ」で答えてください。

【意思決定のチェック】

☐ 最近、物事を決断するのが難しくなっていますか？
☐ 衝動的な行動を抑えるのが難しく感じますか？
☐ 新しいアイデアや計画を立てるのがおっくうになっていますか？
☐ 些細なことで感情が揺れやすくなっていますか？

【自律神経のチェック】

☐ 睡眠の質が低下していると感じますか？
☐ 食欲に変化があり、過食や食欲不振が続いていますか？
☐ ストレスを感じると体調に変化（頭痛、胃痛など）が表れることが増えましたか？
☐ 気分が不安定で、ちょっとしたことでイライラしやすくなっていますか？

【認知機能のチェック】

☐ スマホやテレビの視聴をやめるのが難しくなっていますか？
☐ 注意が散漫になり、日常の仕事に集中するのが難しいですか？
☐ 感情をコントロールするのが難しく、とくに不快な感情が長引くことが多いですか？
☐ 何度も同じことを考え続けたり、悩み続けたりすることが増えていますか？

【前帯状皮質のチェック】

☐ 過去の出来事や将来の不安が頭から離れないことが多いですか？
☐ ボーッとしていると、時間があっという間にすぎていることが多いですか？
☐ 無意識のうちに考え事をしていて、気づくと疲れていることが多いですか？
☐ 何もしていないのに「疲れた」と感じることが頻繁にありますか？

【結果の判定】

●「意思決定」のチェック項目で「はい」が多かった場合

衝動的な行動や決断力の低下が見られるため、〈眼窩前頭皮質〉が疲れている可能性があります。

▶毎日の生活に小さなルーティンを設けると、意思決定の負荷を軽減できます。服装や朝のルーティン、昼食のパターンを固定するなど、選択行為を減らして脳を休ませる機会をつくりましょう。また、十分な睡眠を心がけて適度な運動をすると、ストレスが軽減され、脳の活力を回復させる助けになります。

●「自律神経」のチェック項目で「はい」が多かった場合

睡眠や食欲、ストレス反応の変化が起きやすいため、〈視床下部〉が疲れている可能性があります。

▶自律神経のバランスを整えるために、リラクゼーションを意識した生活を心がけましょう。温かいお風呂にゆっくり浸かったり、深呼吸や瞑想、アロマテラピーなどを試したりすると効果的です。また、睡眠の質を高めるために、就寝前のスマホの使用を控え、睡眠環境を整えることも大切です。規則的な食事や軽い散歩も、リズムを整える助けとなります。

●「認知機能」のチェック項目で「はい」が多かった場合

内省的な思考が多く、無意識のうちに疲労を感じているため、〈後帯状皮質〉が疲れている可能性があります。

▶後帯状皮質が活発になると、内省的な思考や過剰なエネルギー消耗が発生しやすくなります。日々の生活で「現実に集中する時間」をつくり、五感を活用した活動を意識してみてください。散歩で景色を楽しんだり、感触を意識しながら料理をしたり、創作活動で手を動かしたりすることがおすすめです。マインドフルネスの練習も内省過多の状態を和らげてくれます。

●〈前帯状皮質〉のチェック項目で「はい」が多かった場合

注意の切り替えや感情の制御に問題が見られるため、〈前帯状皮質〉が疲れている可能性があります。

▶注意の切り替えや感情制御を助けるために、少しの間「切り替え時間」を持つことが効果的です。作業の合間に意識的に休憩を取り、深呼吸をして脳をリセットする時間をつくりましょう。また、ムリに感情を押さえつけず、紙に書き出して頭の中を整理すると、疲れた脳を休ませることができます。

第1章

脳が休めていません

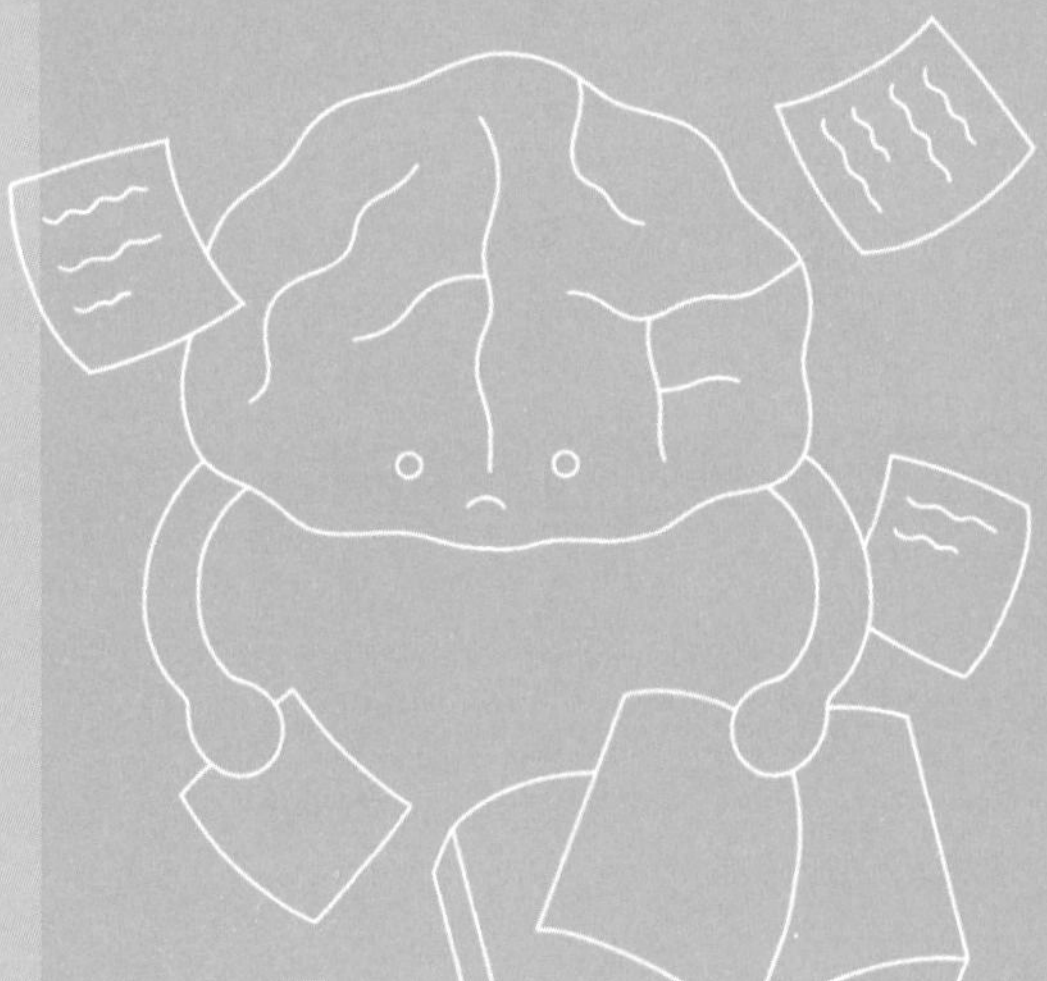

休めていない脳はどんな状態なのか？

無数のＹ字路で脳は進む道を選んでいる

道を歩いているとＹ字路があり、「右に行けばおいしいラーメン屋さんがある」「左に行けば何もない」ということが事前にわかっています。さあ、あなたは右と左のどちらに行きますか？

こう質問されたら、迷わず「右に行くに決まっているじゃない！」となりますね。

このとき脳の中では面白いことが起きています。「右に行く」という興奮性ニューロンが活発になっているときは、「左に行く」という興奮性ニューロンも同時に活発になっているのです。

また、そこには同時に「右に行かない」という抑制性ニューロンと、「左に行かない」という抑制性ニューロンも存在しています。

そして「左に行かない」という抑制性ニューロンが働くと「左に行く」という興奮性ニューロンの活動が鎮まり、「右に行く」という興奮性ニューロンの活動で「右に行かない」という抑制性ニューロンが鎮まるのです。

つまり、Y字路で、「行く」という興奮性ニューロンと、「行かない」という抑制性ニューロンが拮抗すると、どっちに行くか決められなくなるので、脳は休まりません。

このように、脳の中では意外と面倒くさいことが起きているのです。

これをわかりやすく例えると、脳内では「左に行きたい！」とだだをこねている子ども（興奮性のニューロン）と、「右に行きたい！」というもう一人の子ども（興奮性のニューロン）が必ず生まれます。

その「左に行きたい！」とだだをこねている子どもに対して、「左に行っても行かなくてもいいよ」と優しくなだめてくれるのが抑制性ニューロンなのです。

もう一人の子どもにも、「右に行っても行かなくてもいいよ」と抑制性ニューロンが優しくなだめると、両サイドで主張していた子どもの興奮が静まり、「右に行く」か「左に行く」かを選択できるのです。

私たちの脳の中はY字路だらけで、実際の生活の中でも相反するニューロンが興奮しています。

例えば、同僚が仕事で失敗したと聞いて、「かわいそう」という気持ちと「ざまあみろ」という気持ちが同時に湧く人は、「脳が休めていない」可能性があります。

つまり、**「かわいそうって、思っても思わなくてもいい」と「ざまあみろと、思っても思わなくてもいい」という抑制性ニューロンが適切に働かず、「かわいそう」と「ざまあみろ」の興奮性ニューロンが拮抗して興奮がおさまらなくなっているのが、「脳が休まっていない」状態なのです。**

疲れた脳は目的ではない道を選んでしまう

そういう人は、「人の不幸をざまあみろと思うなんて、私はなんて不謹慎なんだ」

と自分を責めてしまうことにもなります。すると、「ざまあみろと思っても思わなくてもいい」という抑制性ニューロンが働かなくなるのです。

そうなんです！　抑制性ニューロンは「ざまあみろと思っても思わなくてもいい」という優しい感じで働いているので、「不謹慎！」とか「ひどい人！」と自分を責めれば責めるほど、抑制性ニューロンが働かなくなって、興奮性ニューロンは静まらなくなり、脳が休まらなくなるのです。

二つの興奮性ニューロンが拮抗して脳が休まらないと、疲れから炎症が起きてしまいます。そのせいで興奮性ニューロンはますます活発になり、炎症はさらにひどくなります。

そうなると、いろいろな場面で、抑制性ニューロンがうまく働かなくなり、Y字路でも自分の目的とは逆の興奮性ニューロンが活発になるので、「迷って決められない」とか「目的とは違う方向を選択してしまった」ということが起きるのです。

さあ、次ページからは「事例」→「メカニズム」→「解決」であなたの悩みを解消していきましょう。

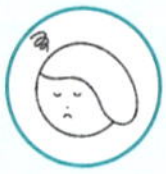

「ネットサーフィンのために毎朝、疲れています」

朝目が覚めたとき、

「寝起きでボーッとしているから、ネットニュースを見て頭をハッキリさせよう」

と、ベッドでスマホを見続けてしまいます。トイレでは、

「時間がもったいないから、ネットサーフィンをしよう」

と便座に腰掛ける時間が長くなります。歯を磨くときも、

「時間を有効に使おう」

とスマホを目の前にセットします。

そんな生活スタイルを続けていると、不快なニュースも目に飛び込んできます。

「朝から気分が悪くなるじゃない！」

と思いながら、今度はそのニュースの関連情報を検索し始め、止まらなくなります。

気がついたら、別の不快なニュースまで検索してしまって、「うわっ」となりながら頭も体も朝から疲れてしまいます。こんなことを毎日くり返してしまい、

「今日は不快なニュースをネットで検索しないぞ」と思うのですが、ニュースのタイトルを見たらポチッと押していて、そこからネットサーフィンが止まらなくなり、毎朝疲れ切っています。

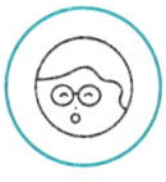

Y字路で右に行くか左に行くかで脳が疲れる

Y字路にさしかかったとき、脳内では「不快なネットの情報を見たくない」という方向と、「不快なネット情報を見てみよう」という方向の二つの興奮性ニューロンが活発になっています。

そして「不快な情報を見ても見なくてもいい」という抑制性ニューロンが利かなくなり、興奮性ニューロンが勢いを増して、不快なネットニュースを見続けることをやめられなくなります。もう脳内は炎症だらけで、朝から疲れてしまうのです。

朝起きてだるかったり気分が重かったりしたときは、前夜に「ネットで癒やされたい」と思ってネットサーフィンをやってしまった可能性があります。

質のよい睡眠が取れたら脳の炎症は治っていくものですが、脳が休まっていないと、脳の炎症のせいで、ベッドから起きても疲れた感じが残ってしまいます。

その状態で「ネットの情報で癒やされたい」と思っても、反対の「不快になりたい」という興奮性ニューロンが活発になってしまいます。そして、休めていない脳では炎症が発生しているので「不快な情報を見ても見なくてもいい」という抑制性ニューロンが働かず、「見たくないのに不快な情報を見てしまう」というように、自分が思っていることと反対のことをやってしまいます。

そのストレスで炎症が広がり、頭も体もますます疲れていくわけです。

炎症が起きると「疲れた」という感覚になります。その炎症を鎮めるひとつの方法が「怒り」です。

ネットの情報などを見て**ムカついたときは、怒りの副腎皮質ホルモンが分泌され、炎症を鎮めます。**

朝起きてだるいときは脳に炎症が溜まっているので、「ネットニュースを見て怒ることで炎症を鎮める」ということを気づかないうちにやっているのです。

でもそれを毎日くり返していると、炎症を鎮めるホルモンがうまく分泌されなくなって効き目が薄まり、不快なニュースでも効果が得られなくなります。

炎症が鎮まらなくて「不快なネット情報を見ても見なくてもいい」という抑制性ニューロンが働かなくなると、「疲れはちっとも取れず、不快なネット情報を見るのもやめられない」という、いいことなしの状態になります。

そのストレスでますます脳に炎症が溜まって、脳が休まらなくなり、睡眠も乱れ、朝起きたときの不快感から、再びネットを見るのがやめられない、という悪循環になってしまうのです。

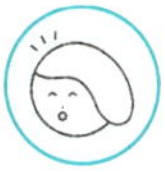

「ねばならない縛りを外して、それでもいいとしましょう」

そんなときは、抑制性ニューロンを働かせる頭の柔軟体操をやってみます。方法は簡単で**「不快なネット情報を見たくないのに見てしまう」というときは、「不快なネット情報を見てもいい！」と心の中でつぶやいてみます。**

そして、その逆の「不快なネット情報を見なくてもいい！」とつぶやいてみます。

柔軟体操と同じで、興奮で凝り固まった頭を、「それをしてもいい！」「それをしなくてもいい！」と優しくゆるめてあげるのです。

「時間をムダにしちゃいけないのに、やっちゃっている」というときの頭の柔軟体操は、「時間をムダにしてもいい！」と自分の中で自信を持ってつぶやいたあとに、「時間をムダにしなくてもいい！」と反対方向にもつぶやいてあげます。

すると「あれ？　したくないのにしてしまう！」と興奮していた脳が静まって、本来自分がしたいと思っていることを淡々とできるようになります。

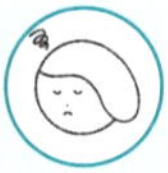

「引っ越し先や転職先の新しい環境で疲れてしまいます」

「引っ越しや転職をしたら心機一転できる――」

そう思って実行してみたものの、だんだん疲れてきて、

「私は、ここにいて大丈夫なんだろうか？」

と不安になってきました。

引っ越し先の近所の人とうまくやろうと思うけど、前の隣人たちとは違ってい

て、そのちょっとした違いがとても気になります。嫌われないように振る舞っているつもりでも、ゴミ出しなどで注意されると、

「うわっ、もうだめだっ！」

と耐えられなくなって、どっと疲れて何もやる気がなくなり、家の外に出られなくなってしまうのです。


転職した職場でも似たようなことが起きています。上司や同僚たちにいい印象を持ってもらおうと一生懸命やっているのですが、それなりの反応がないと、

「あれ？　私って好かれていないのかも」

と不安になります。がんばっても認めてもらえないように思えてきて、

「もう仕事に行きたくない」

「もうこの会社ではやっていけない」

とつぶやいてしまいます。職場で認めてもらうために働いているわけではないのですが、のけものにされているようでつらくなります。


帰宅すると疲れ切っていて、家と職場でダブルパンチの日々です。

「〜しなければならない」が強いと脳は疲れる

引っ越しや転職で環境が変わると疲労を感じるのは、「新しい環境でうまくやらなきゃ」と考えてしまうからです。

ここでのY字路は「うまくやれるか、やれないか」の興奮の二者択一になっていて、「うまくやれても、やれなくてもいい」という優しい抑制が働かないと、Y字路でずっと右往左往するばかりで、脳が興奮し続けて炎症が起きてしまいます。

その「うまくやれる／やれない」の神経の興奮がおさまらないと、脳内では炎症が起き、「疲れた〜」となってしまい、何もかもがイヤになったり面倒くさくなったりするわけです。

厄介なのは「うまくやれている」という基準です。自分の基準だったらいいのです。「私は新しい環境でよくやっている」と自分で100点を出してあげればいいわけですから。でも、まわりの人の反応を基準にして判断すると、Y字路での葛藤が激しくなって、脳内でものすごい炎症が起きてしまいます。

近所の人に出会ったときに、

「私が挨拶したのに、なんで挨拶が返ってこないの？　もしかして、私のことを嫌っているんじゃない？」

と考えてしまうと、「うまくやれる／やれない」の葛藤が起きて脳の炎症がひどくなり、近所の人の気持ちを推察することがやめられなくなってしまいます。

「私が家から出たとたんにご近所さんがドアを閉めた。ということは私のことを嫌っているんだ」

などと考えると脳に炎症が起き、いろんなことが「嫌われている」に結びついてしまいます。すると想像が膨らんで脳が疲れ、ますます不快なことを考え続け、

「ここに引っ越してきたのは間違いだったんだ！」

ということになったりするわけです。

新しい職場でも、「うまくやれている」と自分で評価できればいいのですが、上司や同僚の言葉や態度で判断してしまうと、

「あれ？　私が出したレポートに何も返信がない。ということは嫌われているんだ」

となってしまい、「うまくやれる／やれない」の葛藤が激しくなり、その炎症で脳が疲れてしまいます。すると、

「ちょっとしたことでミスってしまった」

「覚えなきゃいけない仕事がちっとも覚えられない」

という反省会になってしまいます。炎症で脳が疲れると、肝心なところでミスをして、

「上司や同僚からの評価が下がった」

ということになり、ますます脳が疲れ、仕事に集中できなくなり、本来の自分の能力が発揮できなくなります。そして、

「ここに転職してきたのは、間違いだったんじゃないか」

と思い詰めることにもなるのです。

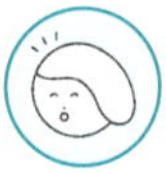

「義務でもないのに義務と考えるのはやめましょう」

そんなときには、**「うまくやれても、やれなくてもいい」と脳の葛藤に抑制をかける**と炎症が消えていきます。

「あれ？　なんでこんな簡単なことでつまずいていたんだろう？」

と思えば、その時点から回復に向かいます。

近所の人とも同じように抑制をかけると炎症は消えていき、

「変な人って、どこにでもいるもんだな」

と、おかしな隣人に気を取られなくなり、気が合うご近所さんとの適度な距離感を楽しめるようになります。

「気の合わない人がいるランチ会で楽しめません」

気が合う友人とだったら楽しい場に、気の合わない人が加わることがあります。

「あの人がいるから私、参加しない！」

って言ったら、みんなから白い目で見られるので気が重いまま参加すると、

「うわ〜、やっぱりこの人とは気が合わない」

と、げんなりした気分になります。

ランチ会が始まって、自分だけ黙っていたらおかしいので、みんなの会話に入って話し出したら、気が合わない人が被せてきて、自分の話に変えてしまう。

「あなたの話なんて聞きたくないよ」

と思いながら、それをみんなに悟られないようにニコニコして聞いているふりをしなきゃいけないのが苦痛で、終了後に気が合う友達に打ち明けると、

「うん、わかる！　私もあの人、苦手！」

一瞬、自分と同じ気持ちだと思ったけど、帰宅してから思い返してみると、

「あの子は私の気持ちがわかるって言ってたけど、楽しそうにしていたから、私には適当に合わせていただけなんだ」

とモヤモヤしてしまいます。気が合わない人のことでこんなに悩む自分っておかしいのかなと考え始めると、頭の中がグルグルして休まりません。

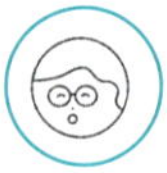

好きか嫌いか決めつけようとするから疲れてしまう

このケースでは脳内が「好き／嫌い」の二極になっていて、「好きでも嫌いでもいい」という抑制がかからないために葛藤を起こし、脳内で炎症が起きて疲れるのです。

「人のことを嫌ってはいけません」と厳しくしつけられると、「嫌ってもいい」という心理になりにくいものです。「嫌ってはいけない」の反対は「好きにならなきゃいけない」なので、脳の中では好きになろうとするのですが、どうしてもできません。

そんな「好き」と「嫌い」の間を行ったり来たりしているうちに、炎症が起きて疲れてしまうのです。すると、

「この人の話を聞いているとイライラする」

となってしまいます。同じことを気が合う人が言っていたら共感できるのに、脳が疲れていると、

「言い方が気に入らない！」

「声のトーンがムカつく！」

「会話への入り方が図々しい！」

となり、それがストレスになって、ますます脳の炎症を拡大させてしまうのです。それで苦痛を感じてしまうから、

「みんなは楽しんでいるのに、自分は楽しめないでいる」

という状況になります。それもこれも「この気が合わない人のせい」と思ってしまうのは、ある意味では正しいのですが、それも疲れた脳のなせるわざで、ますます「好き／嫌い」の葛藤を起こしてしまいます。

脳が疲れていない人は、「好きでも嫌いでもいい」という抑制がちゃんと働くので、「この人と一緒にいても苦痛にはならない。なぜなら好き／嫌いの葛藤が起きないし炎症も起きないから」

となるのです。


炎症には、疲れを感じさせて怒りや苦痛を感じさせる力があります。


「気が合わない人とのことを思い出すとモヤモヤする」

という苛立ちは、脳内では苦痛を感じているのと同じ状態です。自分と同じ苦痛をほかの人は感じていないとわかったときに、自分に対して、

「人のことを嫌う私って、おかしいんじゃないか……」

という感情が湧き、「好きでも嫌いでもいい」という抑制がますます働かなくなるのです。

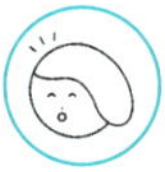

「本音で選んだ選択肢なら間違いないからラクになります」

「好きでも嫌いでもいい」という抑制を働かせて、本心から「人のことを嫌ってもいい」という選択肢を選ぶなら、逆に、「気が合う人にだけ注目していればいいんだ」と気がラクになり、そんなランチ会でも楽しめるようになります。

そして抑制が働いて炎症が消えると素直な言葉が出てきて、気が合う人たちと話がどんどんできて、心から楽しめるようになるのです。

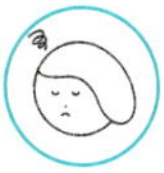

「寝る前にその日の言動が頭に浮かんできて眠れません」

毎日、寝る前になると、今日あったことの一人反省会が始まってしまいます。

「あの発言はまずかったかな？」

と、よけいなことを言ってしまった情景を思い出し、

「あの人はどんなイヤな気持ちになっただろう」

と想像してしまうのです。すると、イモヅル式にいろんな失敗が思い出されて、

「なんであのとき、あんなことを言ってしまったんだろう」

と恥ずかしくなり、惨めな気持ちになってしまいます。そうこうしているうちに、

「あの仕事も中途半端だったし、あれもできていなかったなあ」

と次々に思い出されます。そこから必死に原因を考えるのですが、

「言い訳ばかりで、何もできないダメな私……」

「私ってどうしようもないな。人のせいばかりにして……」

と落ち込む日々です。

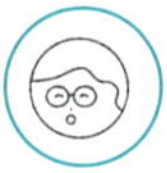

犯したミスをムリに正当化しようとすると苦しむ

「ただ反省しているだけで、Y字路での選択とは関係ないんじゃないの？」

とみなさんは思うかもしれません。でも実際は、「正しい／間違っている」という岐路で葛藤を起こしているのです。

「正しくなくても、間違っていてもいい」という抑制が働かなくなると炎症が起き、過去の不快な記憶がどんどん思い起こされて、暗い気分になってしまいます。

一人反省会ですから、間違っていると反省して、

「次は正しいことをしなければいけない」

と思っているつもりなのでしょう。でも、自分が間違ったことを素直に認めているのなら、「間違ってもいい」という抑制がかかっていることになり、炎症は起きず、すぐに眠れるはずです。

ところが本当のところは違います。一見、失言を反省しているように見えますが、

「私は間違っていない。正しいのだ」

という答えを探そうとしているのです。そのときの状況をできるだけ思い出して、

「あのとき、どうしてあんなことを言ってしまったのだろう」

と検証してしまうのは、

「私は間違っていなかったのではないか」

という「正しい」方向に行こうとしているから、「間違っている」との間で葛藤を起こし、結果として炎症が起きてしまうのです。

炎症が起きると、過去の同じような不快な記憶がイモヅル式に引き出されて、

「あのときも同じような失敗をしてしまった」

となり、「正しい／間違っている」の葛藤の中で眠れなくなってしまいます。

じつは「同じような失敗が思い出される」というのは、脳が、

「過去にも同じような失敗があったじゃない！　だから気にしなくてもいいよ！」

と**過去の記憶から同じような体験を探し出し、現在の不快感を打ち消そうとしてくれている**のです。それは友達と話をしていて、

「こんな恥ずかしいことをしちゃったんだ」

と秘密を話したときに、友達も、

「私もあなたと同じことをしたことがあるのよ」

と打ち明けてくれたので「よかった！」と安心するような感じ。これも脳が、

「同じようなことを過去にもやっているから大丈夫！」

と言ってくれているわけです。

でも「正しい／間違っている」の葛藤を起こしてしまうと、過去の体験に対しても同じような葛藤を起こすから、炎症がひどくなり脳が休まらなくなるのです。

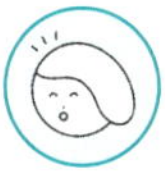

「失敗したことを素直に認めればいいのです」

「過去に何度も同じ失敗をくり返しているんだから、間違ってもいいんだ」

という抑制がかかると、脳内の炎症が鎮まって、

「なんで、あんなちっぽけなことを気にしていたんだろう？」

と、気にならなくなります。つまり、「間違ってもいい」という抑制がかかると、

「あのときも失敗したけど、よくやったな〜」

と、自分のやってきたことが誇らしく思えてきたりするものなんです。失敗したことを潔く認めることで、明日への扉が開きます。

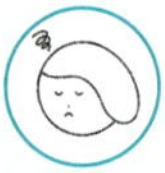

「仕事をしていて疲れやだるさがひどくて集中できません」

集中して仕事をしていれば短時間で終わっていたはずなのに、疲れてだるかったり眠気が襲ってきたりして、だらだらと時間がすぎて焦ることが多くなりました。

そして焦るほど注意力が散漫になり、

「あれ？　私って何をやろうとしていたのかな？」

となることもあります。成果が出ないので、給料泥棒と言われそうです。

そんなことを考えていると、まわりの人がたてる音さえ気になって、

「あの人がたてる音のせいで集中できない！」

とイライラしてしまいます。職場だけではありません。リモートワークをしていても、一度、家の外の音が気になるとエスカレートして、

「あの音のせいで集中できない」

となって仕事が進まず、時間だけがすぎて頭の中がものすごく疲れてしまうんです。

人のせいにしていると、思う方向に進めなくなる

この方は、「集中する／できない」のY字路で葛藤が生じて炎症が起き、脳や体に疲労を感じています。選びたかった「集中する」の方向に行けないのです。

本来なら**「集中しても、しなくてもいい」という抑制が脳の中で働けば、葛藤が解消されて集中できる**わけです。でも、「集中すれば早く仕事を終えられるのに、できていないから自分は給料泥棒だ」と抑制を妨げる思考が浮かび、葛藤が激しくなり炎症が生じて疲労を感じるわけです。疲れて集中できないのは、「集中したいのに集中できない」というループから抜け出せなくなっているということです。

炎症がひどくなると、音や臭いに過敏になるというおまけもついてきます。

この方は「誰かのせいで集中できなくなっている」と思い込んでいるのですが、実際は「集中する／できない」の葛藤中に、聴覚や嗅覚が敏感になったために、まわりの人のたてる音で集中力が落ちたのです。

「あの人の音や臭いのせいで、集中したいけどできない」となれば炎症がひどくなり、聴覚や嗅覚がますます過敏になって、目の前のことに集中できなくなるというバッドスパイラルに陥るのです。

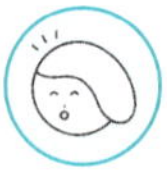

「集中できないことは一旦、よしとしましょう」

「音や臭いが気になるので、集中できなくてもいい」という抑制がかかれば、葛藤によって発生する炎症が鎮まり、自然に目の前のことに集中できるようになります。

疲労感も、音や臭いが気になるのも、葛藤から起きる炎症が引き起こしている症状なので「集中できてもできなくてもいい」という優しい抑制を葛藤にかければ、症状は消えて、本来の自分の集中力を発揮して仕事を短時間で終わらせられます。

「こんな大量の仕事を短時間で終わらせるのはムリ」というケースもあるでしょう。でも、それは**脳の炎症がつくり出している錯覚**かもしれません。「集中できてもできなくてもいい」という抑制がかかり炎症が治まると、「あれ？　なんでこんな簡単なことが大変だと思っていたんだろう？」

となります。炎症は疲労感や感覚過敏の原因ですが、「こんな大量の仕事は自分にはムリ」という錯覚もつくり出しているのです。

「集中したいけど集中できない」という葛藤に抑制をかけてみると炎症が減り、錯覚が解けてみると、それほど難しくない現実が見えてきます。

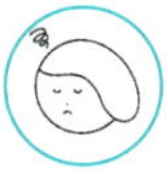

「眠りが浅くてちょっとの物音で目が覚めてしまいます」

だるくて疲れたので布団に入って、眠れたと思ったら、ちょっとした音で目が覚めてしまい、時計を見たらまだ2時間しか経っていなかったりします。眠りが浅かったから、頭も体もだるい……。

睡眠の深さをスマートウォッチで測ってみたら、やっぱり浅いのです。人に相談すると、

「お風呂に入って、寝る2時間前にストレッチをしてみたら？」

とアドバイスされてやってみたのですが、まったく効果がありません。

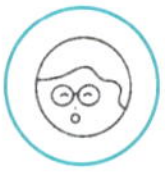 眠らなきゃという思いが睡眠の妨げになる

この方は、「深い眠り」か「浅い眠り」かのY字路で葛藤を起こしています。**「深く眠れなくてもいい」という抑制をかけられずに、葛藤が炎症を起こして神経が過敏になっているのです。**

すると、深く眠りたいのに、音が気になって眠れず、眠りが浅くなってしまう。アプリを使うぶんだけ神経が強く注がれ、眠れない状態が続き、昼間の疲労感がひどくなります。

日中は疲労感でうとうとしてしまい、夜になると、昼間の体の活動で疲れているのに、うとうと睡眠のせいで眠りにくくなってしまいます。悪循環です。

ネットで睡眠について調べ、「深い睡眠が足りないと認知症になる」とか「睡眠不足は肌荒れの原因になる」という記事を読んでしまうと、ますます「睡眠が深くても浅くてもいい」という抑制をかけられなくなります。

そうなると、「深い眠りか、浅い眠りか」の葛藤で発生した炎症で、

「あれ？　ちょっと記憶力が落ちてきたんじゃない？」

と物忘れが気になったりします。

あるいは、わずかな肌荒れを見つけてしまうと、

「眠りが浅いから肌が荒れてしまうんだ」

と睡眠が浅いことを責めて、ますます「睡眠は深くても浅くてもいい」という抑制をかけられなくなり、物忘れや肌荒れなどの症状を引き起こしてしまうのです。

ちなみに、肌荒れはもともと体内に潜伏しているウイルスが炎症によって活性化されて生じるもの。よく眠れば脳内の炎症は鎮まるのですが、その手前で「深い眠りか、浅い眠りか」の葛藤で炎症を起こしてしまうと、それだけで肌荒れがひどくなるのです。

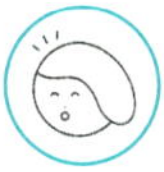

「眠りは浅くてもいいくらいに思ってください」

「睡眠は深くても浅くてもいい」と強く思えば脳内の炎症が鎮まるので、感覚過敏が消えて、周囲の音で起きることはなくなり、昼間の眠気や物忘れの症状も改善します。

アプリで睡眠チェックしても、その効果は出ます。昼間の疲れは軽減され、肌の状態もスッキリして、夜は布団に入るのが楽しみになってくるでしょう。

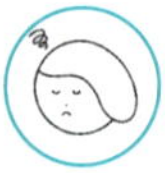

「朝がつらくて布団からなかなか出られません」

朝、目覚まし時計が鳴っても、体がだるくて起きるのがつらく、布団から出られません。時計のスヌーズボタンを押して10分延長し、再び鳴ってもまた再延長してしまいます。

「明日の朝こそは、ちゃんと起きて柔軟体操や本を読むなどの朝活をやろう!」と決心して布団に入ったはずなのに、そんなことを考えた自分を呪いたくなるくらい起きるのがつらいし、起きても何もできません。

そんなダメな私が続いて、同じことをくり返してしまうんです。

真面目であろうとすると、どっと疲れる

これは、**「勤勉か怠惰か」というY字路での葛藤によって脳に炎症を起こし、疲れて起きられなくなる**状態です。

「ちゃんと早く起きて、朝の貴重な時間に生産的なことをしなければ！」

という勤勉な気持ちが強いほど、それとは真逆の、

「面倒くさいから何もしないで寝ていたい」

という怠惰ニューロンが活発になります。

「勤勉じゃなくてもいい」という抑制がかかっていないので葛藤が激しくなり、疲れてだるくて動けなくなり、布団から出られなくなってしまうのです。

「あれもやらなきゃ、これもやらなきゃ」と計画するほど、勤勉性ニューロンは興奮し、その真逆にある怠惰ニューロンも興奮します。「勤勉じゃなくていい」という抑制をかけないと、勤勉と怠惰の間で疲れてしまうのです。疲労を感じているのに、

「私が怠惰だから動けない」

「だらしがないから動けない」

「意志が弱いから起きられない」

などと自分を責めれば、ますます「勤勉じゃなくてもいい」という抑制をかけられなくなって炎症は鎮まらず、目覚めたときの疲れがひどく感じられます。自分を責め続けると、疲れの無限ループに入ってしまうのです。

この**「ちゃんとやらなきゃ」「しっかりしなければ」という勤勉性は、「そうしないと大変なことになる」という恐怖を生み、炎症を強めます。**

そして、その恐怖を感じるほど「勤勉じゃなくてもいい」という抑制は後退するので、ものすごい疲労感を招き、朝、動けなくなってしまうのです。

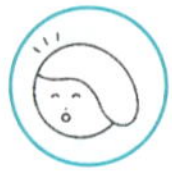

「ちゃんとしようとしなくてもいいんです」

「ちゃんとしなくていい」

「勤勉じゃなくていい」

「適当でいい」

「いい加減でも大丈夫」という抑制をかけると、炎症が鎮まって疲労感が軽減します。

「あれ？　朝のつらさがちょっと軽いかも」

「なんで、あんなにちゃんとしなきゃ大変なことになるって思っていたんだろう？」

と不思議な感覚になります。

「ねばならない」と思って昼間に焦ってしまうのは、炎症が「幻想の恐怖」を生み出していたからです。抑制をかけて葛藤が鎮まると、自分の好きな時間にスッキリと起きられ、やりたいことができるように変わっていけます。

第2章

脳は鈍くなります

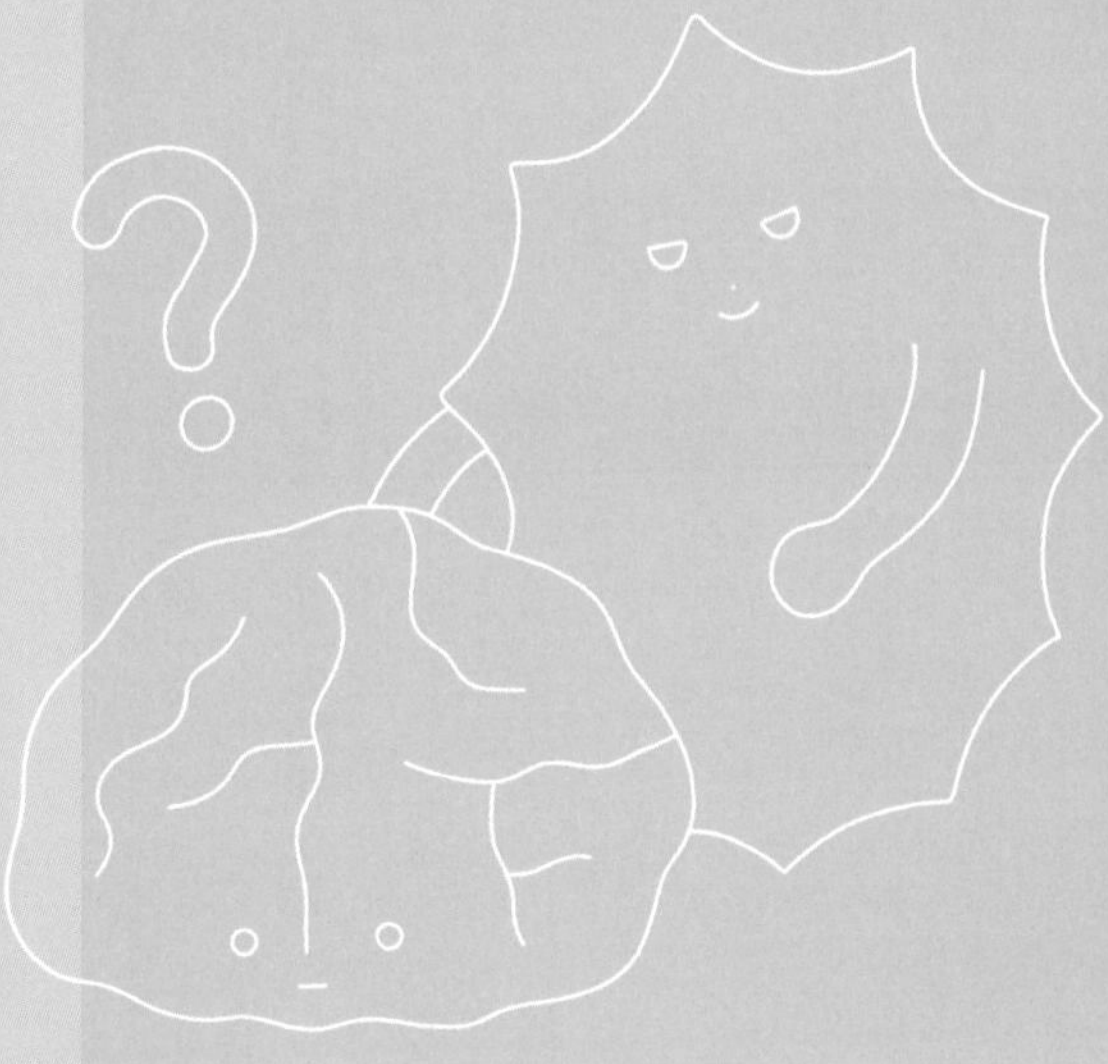

なぜ記憶力が低下したり思い出せなくなるのか？

ストレスが記憶力を低下させてしまう

記憶力が低下しているときは、記憶を整理する脳の〈海馬〉になんらかの問題が起きている可能性があります。

〈海馬〉は脳の図書館司書のようなもので、日々入ってくる情報を一時的に受け取って、それをどこに保存するか、何を覚えておくかを整理してくれています。〈海馬〉が適切に記憶を整理してくれることで、私たちが体験したことや学んだことをしっかりと記憶でき、必要なときにその記憶を取り出せるのです。

「思いどおりにならない！」というストレスがかかったとき、私たちの脳ではストレスホルモン（コルチゾール）が分泌されます。このホルモンは脳内ではエネルギーになったり、緊急対応をしたりするのに役立ちます。

でも、〈海馬〉にはそのストレスホルモンを受け取る受容体がたくさんあるので、ストレスホルモンを長期間浴びると、〈海馬〉のニューロンの可塑性（外部の刺激などによって神経系が構造的・機能的に変化する性質）が低下します。

すると、新しい記憶の形成や想起が難しくなります。さらに過剰なストレスホルモンを浴びると、ニューロンが損傷して細胞死を起こしてしまうのです。

楽しいことを考えるだけで記憶力は復活する

記憶力が低下しているときは、ストレスホルモンのシャワーが〈海馬〉に大量に降り注いでいる可能性があるので、「海馬を大事にしよう」とストレスを和らげてあげる必要があります。

ストレスを和らげるといっても、**度を越してボーッとしてしまうとデフォルトモードネットワーク（白昼夢）に入ってしまう**ので、おすすめできません。なぜなら、デフォルトモードネットワークでは、ボーッとしているようで脳のエネルギーを大量に消費しているので、〈海馬〉の細胞を回復させるエネルギーまで消費してしまうかもしれないからです。

だから、**ストレスを和らげて海馬を回復させるには、楽しいことを自分のためにやってあげる**のです。

ストレスを感じる生活をしていると、自分にダメ出しをしてしまいます。人を責めるのと同時に、自分も責めてしまう。自分を責めているときは、脳の中で炎症が起きている可能性があって、その炎症が〈海馬〉の新しい記憶を形成する能力や記憶を整理する能力を低下させてしまうのです。

さらに、その炎症によって脳の成長を助ける栄養因子が減少してしまうので、〈海馬〉の機能も低下して記憶力が落ちてしまうのです。

「なんでこんなことも覚えていないんだ！」

と**自分にダメ出しをしたくなったら、脳の中に炎症が起きている証拠です。そんなときは、「よくやっているよ」と言葉だけでも自分を褒めてあげる**と、脳内の炎症が和らいで〈海馬〉はダメージから回復し、元の状態に戻っていきます。

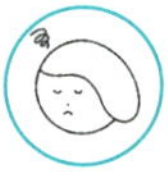

「なんだっけ？　ということが多くなってきました」

「あれ？　今何をしようとしていたんだっけ？」

「あれ？　さっき思いついたのって、なんだっけ？」

「あの人……なんていう名前だっけ？」

と思い出せなくて焦ることがあります。必死に思い出そうとしても頭の中のどこにも見当たらない。立ち上がって隣の部屋まで来たけれど、

「あれ？　私ってここに何しに来たんだっけ？」

と、ちっとも思い出せなくてイライラしてしまいます。やっと思い出して、

「ああ、あれをしようとしていたんだ！」

と思ったときに誰かに話しかけられると、またそれが頭から抜けていって、

「大丈夫かな、私……」

と不安になります。

自分を責めすぎると記憶力が落ちてしまう

忘れ物をして先生や親に怒られたあとの子どもは、「忘れ物をしなくなった子」と「忘れ物がひどくなった子」の二つのタイプに分かれます。

後者の子どもは、怒られたストレスで脳に炎症が起きて、記憶を整理する〈海馬〉や、記憶を保持する〈前頭前野〉がダメージを受けています。

子どもは大人に怒られると、暴力を受けたのと同じ反応を示すことがあります。肉体的な暴行で体が赤く腫れるように、脳の中で炎症が起きるのです。

怒られて炎症が起きやすい人と起きにくい人がいるのは、体質的な問題です。ちょっとぶつけただけで青あざになる人がいるのと同じです。

ちょっと怒られただけで「が〜ん！」とショックを受けてしまう子どももいて、それが記憶力に影響するのです。

「でも、私は大人になって怒られることはそんなにないな」

と思うかもしれません。けれどもそんなあなたも自分で、

「なんでこんなことも覚えていないんだろう！」

と、親や教師が怒るように自分にダメ出しをしています。つまり自分に鞭打って、

「ちゃんと覚えておかなきゃ！」

と指導しているのですが、愛の鞭が炎症を起こして認知機能が低下し、

「あれ？　なんで思い出せないんだろう？」

となっているのです。自分ではたいしたダメ出しはしていないと思っていても、**イライラすること自体が自分に鞭打っていることなので、炎症が起きる**のです。

そして自分に苛立って、さっき鞭打ったところをまた痛めつけることで、記憶が正しく整理されなくなり、炎症だけが増えて記憶力を低下させます。

昔は自分にダメ出しをしても、それほど記憶が抜け落ちることはなかったという人は多いでしょう。そうです。この炎症は、体質によっても違いがありますが、**どんな人でも年齢を重ねていくと、炎症を起こしやすくなる**ものなのです。

だから、ちょっとしたダメ出しで炎症がひどくなり、記憶力が低下してしまうと、もっとダメ出しをすることで、記憶力はさらに落ちてしまいます。

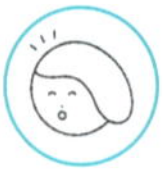

「自分を責めずに認めて褒めてあげればいいのです」

そんなときは、脳を休めてあげればいいのです。ダメ出しの逆をやれば炎症が治って、脳が休まっていきます。

ダメ出しの逆というのは、

「よくやっているね」

「こんなことまでよく覚えているね」

と自分を褒めてあげること。褒めたり、できていることを認めてあげたりすることで炎症が和らぎ、脳が休まります。

そうすると、さらに炎症が減っていき、

「あれ？　以前よりも記憶力が上がってきた！」

と喜べるようになります。自分が覚えていることを褒めてあげる。そして、**忘れた事実についてはあれこれ言わない。**これをくり返していくと、脳の機能は回復して、それまでの記憶力を取り戻せます。

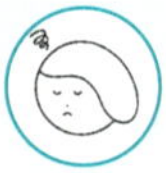

「計画を実行するまでに時間がかかってしまいます」

将来のことを考えて、そろそろ仕事でステップアップしなければと思っていて、そのために必要なこと、やるべきことはわかっています。だから朝になると、

「今日こそは取りかかろう！」

と決心して起きるのですが、日々の業務に追われて、思い描いていた行動をすることができません。

自分では言い訳だとわかっていても、職場の上司のアホさ加減とか、ダメダメ家族への怒りで消耗してしまって、自分がやるべきことを始める気力が失せてしまうのです。

「自分はこのまま、ここで埋もれて終わってしまうのか……」

という不安や恐怖から、やっとのことで動き始めるのですが、一歩踏み出すまでにかなりの時間がかかり、後悔することが増えています。

怒りは解決してくれるけど、くり返しはダメ

「こんな惨めな生活はイヤだからステップアップしたい」

「こんな上司の下で働きたくない」

怒りにも似た気持ちから、いろんなことを計画して実行すると、その怒りが強いほど行動力が上がります。

これは、怒りがエネルギーになっているからで、怒ると脳内の炎症を鎮めるのです。虫刺され用の薬にステロイドが含まれているのは、炎症を鎮める効果があるからです。それと同じように、怒ると脳内で鎮静効果のあるホルモンが出るので、脳内の炎症が治ってスムーズに動けるようになります。

ただし、その**怒りが中途半端だと、逆に炎症が脳におかしな作用をして、思考のシフトチェンジを行っている〈前帯状皮質〉に影響してしまいます。**

本来なら、ひとつの仕事が終わったら脳が、

「はい、次の仕事！」

という感じで気分を切り替え、次のステップにスムーズに移行できるようにしてくれます。不快なことがあっても、脳がちゃんと活動していると、

「はい！　気分を切り替えてー。次のことを考えましょう！」

という状態にシフトチェンジしてくれるから、思い描いていることを素直に実行できるのです。

でも、炎症が脳に悪影響を及ぼすと、

「イヤな気分を引きずっているので、次のことを考えられない」

となってしまいます。例えば、不快なことが突然思い出されたら、炎症によって思考のシフトチェンジがうまくできなくなって、

「イヤなことがどんどん思い出されて、時間がムダになる」

となります。さらに、

「あれもやらなきゃ、これもやらなきゃ！」

というときにシフトチェンジがうまくいかなくて、

「どれから手をつけたらいいのかが、わからない！」

となり、いちばん時間がかかることを間違って最優先にしてしまったりして、

「これだとまったく達成感がないから、やる気になれない」

となり、やりたいことがいつまでもできないのです。そして**脳が炎症でダメージを受けると自信が持てなくなります。**自信が持てないから新しいことに挑戦することに苦痛を感じます。人は苦痛を感じることはやりたくないから、いつまでも後回しになって、いつまでも実現できないということになるのです。

そして先延ばしをすればするほど、炎症が悪さをして脳内で感じる苦痛が増すので、

「怖くて取りかかれない」

となってしまいます。怒って炎症を一時的に鎮めて行動する方法もあるのですが、くり返されると炎症が増えて、やがて燃え尽きてしまいます。

「機が熟するのを待てばコトはうまく運びます」

自分が思い描いていることをやろうと思ったときに、疲れを感じてスムーズに動けなくなったり苦痛を感じたりしたら、

「あ、炎症が起きているのね！」

というように気づいてあげます。そして、やりたいことでも**炎症が鎮まるまで棚上げにして、本当にやりたくなるまで手をつけないようにします。**


「今やっておかなければ時間がない！」

「いつも言い訳ばかり！」

などのダメ出しは炎症が起きている証拠です。それらが消えるまで待てば、

「あれ？　本当に心からやりたくなってきた！」

となって、フットワークよく始められ、スムーズにコトが進みます。それは炎症が減って本来の認知機能が戻るからです。


「炎症が鎮まるまで待つ！」――これがコツです。

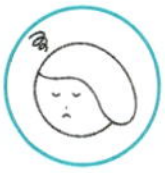

「人の話を理解するのに時間がかかってしまいます」

職場の人から仕事の説明を聞いていて、

「あれ？　この人何が言いたいのだろう？」

とまったく頭に入ってこないことがあります。説明の仕方が悪いのだろうと思って、「もうちょっとわかりやすく教えていただけますか？」

とお願いしても、話が回りくどくてわからず、理解するのに時間がかかってしまいます。

そんなことがたびたびあって、ある会議で、内容がまったく頭に入ってこなくなりました。「自分には関係ないテーマだからかな」と思いつつ、外国語を聞かされているように感じられて、内容がさっぱり理解できません。

集中して聞いていると、しばらくしてやっと「あー、そういうことか」と理解できる感じで、「私、大丈夫なんだろうか」となってしまいます。

また、家で家族の話を聞いているときに、

「え？　それ、どういうこと？」

と聞き返すことがたびたびあり、家族からは、

「今の話、ちゃんと聞いてたの？」

とイラッとされてしまいます。ちゃんと聞いていたつもりなのですが、自信がありません。もう一度かいつまんで説明してもらってやっと、「そういうことね！」

と理解することが増えてしまい、これからの自分に不安が募るばかりです。

頭の中に多くのことを抱え込むと混乱してしまう

この症状は、複数の作業が頭の中で同時進行しているマルチタスクの状態で起きやすくなります。

学生の頃って、複数の科目を時間割ごとに勉強しても、脳にはさほど負担になりません。試験日には、1日にいくつもの教科をこなします。これは、ストレスで脳内に炎症が起きてもすぐに治るからです。

でも、**炎症が一定水準を超えると、思考のシフトチェンジを担う脳の〈前帯状皮質〉がうまく働かなくなります。**

若い頃は、休み時間が終わると思考のシフトチェンジがうまくできて、違う勉強にすぐに移れました。でも、炎症でシフトチェンジがうまくいかなくなると、頭の中でグルグルし続けるマルチタスク状態になってしまいます。

そうなると脳のいろんな部位が同時に働くことになり、エネルギーの消耗が激しくなります。そして炎症が起きやすくなって、注意力や思考の柔軟性、問題解決、作業記憶（作業や動作に必要な情報を一時的に記憶し、処理する能力のこと）などを担っている〈前頭前野〉が影響を受けてしまいます。すると注意力が欠けてしまい、話を聞いていてもついていけなくなってしまうのです。

人の話を聞くときに大切なのは「思考の柔軟性」です。これが欠けると、ほかの話が理解できなくなります。目の前にあるものが黒だと思ってしまったら、人が白ですよと説明しても、もう頭に入ってこないのです。

思考の柔軟性が低下して、「この人の説明は下手だ」と思い込んだら、そのことが確定してしまい、話の内容がまったく頭に入ってこなくなってしまうのです。

家族の話でも、「いつも適当なことしか言わない」と一旦思ってしまったら、いくら大切な話でもまったく頭に入ってこなくなり、内容を理解するのにものすごく時間がかかってしまいます。そしてあとになって、

「しまった！　あのときにちゃんと話を聞いておけばよかった」

となってしまうのです。

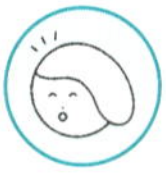

「頭の中の案件をひとつずつていねいに処理しましょう」

これは、**マルチタスクをやめて、気になっている小さなことをひとつずつ処理していけば改善されます。**

落ちているゴミが目に入っても、忙しいときなら「あとで拾えばいいか」となりますが、脳のシフトチェンジ機能が働かないと、「ゴミを拾わなきゃ」という意識がずっと残っているので、ゴミを拾うまで脳に負荷をかけ続けるのです。

そこで、**気になるものから処理してスッキリ感を積み重ねていけば、頭の中の炎症が減って、思考の柔軟性が増し、人の話を興味深く聞けて、理解力も高まります。**

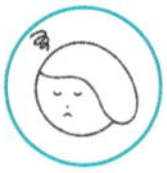

「いつも自分の陰口を言われているように感じます」

職場の会話で、私が冗談を言っても相手が笑っていないように見えて、

「この話題、まずかったかな」

と焦って取り繕うことがたびたびあります。家でも、

「あんなことを言わなきゃよかった」

と反省していたら、次から次へと自分のダメダメな発言を思い出し、顔が赤らむような失敗に声を出して打ち消したくなってしまいます。翌日の職場でも、

「あれ？　みんなの挨拶が心なしか冷たい？」

と感じてドキドキします。みんながこそこそ話をしていて、私が近づくと止まるので、

「もしかして、私の悪口を言っている？」

と血の気が引いていきます。昨日の私の失言が広まって軽蔑されているのかもしれないと考えたら、みんなの視線まで冷たく感じられます。そして、何を言われているのだろうという思いが止まらず、仕事が手につかなくなります。

「あの人、仕事もしないで給料をもらっているなんて」

と噂されているような感覚にもなって、いたたまれなくなります。そうなると心が一層ザワザワして、焦るほどまわりの人たちの陰口が気になり、仕事に集中で

きなくなって、

「もう、この職場にいられない……」

と、すべてをリセットしてしまいたくなるのです。

内省中の脳は白昼夢状態でフル稼働している

活発に活動する脳の〈後帯状皮質〉には、「まずいことを言ってしまったかな？」と内省すると、「白昼夢」に誘う機能があります。

文字を書いたり計算したりしているときは、いくつかの脳の部位が連携しながら働いていますが、**白昼夢の状態だとボーッとしているようで、じつは脳全体が活発に動いているのです。この状態を「デフォルトモードネットワーク」といいます。**

そうなると、過去のいろんな記憶が蘇って、将来起きるかもしれない災難がリアルに浮かんできたりします。アイデアが浮かんだり閃いたりするのもこの状態で起きるのですが、それが不快なテーマの場合だと、

「あの人のあのときの態度は、私を軽蔑していたからだ」

という思いが次々と浮かんでくるのです。それが続くと、過去のいろんな失敗がそこに結びつけられてしまいます。


さらに、未来の災難への対応も自動的にやってしまうので、

「陰口を言われているようだから目を合わせず、何も気にしていないふりをしよう」

などと計画して、その具体的な場面もリアルに描けてしまうのです。


この状態では脳全体が動いていて、ものすごいエネルギーを消耗するため、脳が疲れてしまいます。その状態で職場に行くと、

「ほら思っていたとおりになった。みんな陰口を言ってる。自分が失言したからだ」

と内省してしまいます。すると、またデフォルトモードネットワークのスイッチが入り白昼夢状態になるので、さらにいろんな不快な記憶が蘇って、

「もうこの職場にはいられない」

と、今度はそこから逃げ出す計画を立てることになります。


ボーッとした状態なので、自分でも「何もしないでサボっている」とか「休んでいる」と勘違いしてしまいます。でもこれは、脳全体がフル稼動してすごいエネルギー

を消費して疲れているからなのです。この状態では前向きに考えることが難しくなります。

そうなんです、**疲れているからボーッとするのではなくて、ボーッとしてエネルギーを消耗して頭の疲れが取れないから、最悪なことを考え続けてしまうのです。**

目の前のことに集中できず、まわりの人の気持ちが気になって、ちょっとした仕草や言葉が悪口に全部結びついてしまいます。このデフォルトモードネットワークは、

「私はあの人に悪いことを言ってしまったかも」

と内省しているときになりやすくなります。だったら内省しなければいいと思うかもしれませんが、

「私のことを悪く思っているに違いない」と人の気持ちを考えた時点で、デフォルトモードネットワークが働き始めるのです。

子どもの頃に親から、

「人の気持ちをよく考えなさい！」

と叱られていたから、

「人の気持ちを考えることは悪いことではない」

と思っていますが、それだけでデフォルトモードネットワークのスイッチが入ってしまうことがあります。その結果、最悪の想像が止まらなくなり、脳が疲れて自分の心も人間関係もボロボロになってしまうのです。

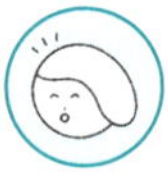

「思っているほど人は他人のことなんて見ていません」

「あの言動はまずかった」

と内省したり人の気持ちを深く考えそうになったら、

「これが白昼夢へのスイッチなんだ」

と気づいてあげると、このモードには入りにくくなります。


人の気持ちを考えてボーッとしなくなると、認知機能がちゃんと戻ってくるので、

「あれ？　みんな私のことをなんとも思っていないんだ！」

となって、普通の生活が送れるようになります。そして、

「みんな自分のことしか考えてなくて、人のことを考える余裕なんてないんだな」

という現実が見えてきてラクになります。

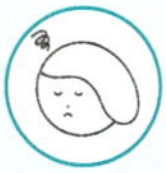

「忘れ物が増えて昨日の夕食も思い出せません」

仕事に出かけるときに、

「あ、会社のカードキーを忘れた」

とあわてて取りに戻ります。仕事をしているときは、

「うわっ、しまった！　打ち合わせの約束を忘れてた！」

と血の気が引いてしまいます。なんでこんな大切なことが頭から抜けてしまったんだろうと、客先に電話して平謝りです。

「私の記憶力って大丈夫かな？　昨日の夜に食べたものはなんだっけ？」

と思い出そうとするのですが、

「えっ！　まったく思い出せない！」

と愕然とします。脳ドックを受けようかと考えると、よけいに物忘れがひどくなって、

「これって本当にやばいかも！」

と焦っています。

記憶力はじつは信頼関係とつながっている

記憶力の低下は、寝不足や過度なストレスでも起きますが、もうひとつ興味深い原因があります。それは、**会社に不信感を持っている。同僚や上司に信頼できる人がいない。家族にもイライラしてしまう……など「信頼できる人がいないこと」です。**

これは、信頼できる人がいないからストレスが溜まって記憶力が落ちる、ということではありません。医学的な根拠があって、**信頼関係のホルモンが関係している**のです。

信頼できる人がいないと、オキシトシンという信頼関係のホルモンが分泌されにくくなります。

このホルモンがちゃんと分泌されていると交感神経が優位になって、注意力、計画力、判断力が高まり、記憶を司る〈前頭前野〉が活発に働き、大切なことはちゃんと覚えていられる状態になります。

でも、オキシトシンが足りなくなると、脳がうまく働かなくなって物忘れが多くなり、大切なことまで忘れてしまいます。

この記憶力と信頼関係に同じホルモンが作用しているので、「信頼できる人がいないと、記憶力が落ちる」という現象が起きるのです。

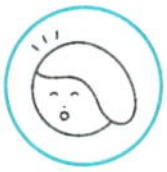

「相手の目を見て会話をすると記憶力が上がります」

物忘れがひどくなったときに、信頼関係のホルモンが足りていないから、なんて誰も思いませんが、そこを疑ってみると物忘れが簡単に解消されることがあります。

信頼関係のホルモンを増やすには、「相手の目を見て会話をする」だけで大丈夫。

不信感があると相手の目を見づらくなり、それがホルモンを足りなくしている可能性があります。相手の目を見て会話するほどホルモンが出てくるので、

「あれ？　この人、私が思っていたよりもまともかも」

と思えるようになり、不信感が解消されていきます。

仏頂面より笑顔で相手の目を見ながら話を聞くと、信頼関係のホルモンが分泌され、記憶力が自然と戻ってきます。

オンラインでも、つくり笑顔でいいので相手の目を見て会話をしていると、信頼関係のホルモンが出て記憶力も戻り、楽しくなっていきます。

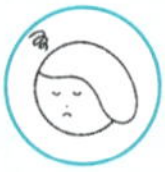

「会話中、耳鳴りがしたり声が遠くで聞こえたりします」

リモートで仕事をしているときに、相手の声が聞き取りにくくて、

「あれ？　あなたのマイクの調子悪いんじゃない？」

ということが時々あります。ところが私がヘッドセットを外しても、

「あれ？　外の音も遠くに聞こえてしまう」

という状態で、自分の聞こえ方の問題だったことにショックを受けてしまいます。

そこで相手の話をできるだけ注意深く聞こうと集中していると、今度は突然キーンという耳鳴りがして、

「うわっ！　耳鳴りで相手の話に集中できない！」

ということになります。

こんな状態を会話の相手に言っても理解してもらえないだろうし、仕事で疲れているということをアピールしているみたいでイヤになります。こんな状態が気になり始めると、さらに人の話が遠ざかってしまうのです。

相手の声のトーンによるストレスが原因かもしれない

耳鳴りがしたりまわりの音が遠くに聞こえたりしたら、耳鼻科の先生からは、ストレスや疲労が原因だと言われることでしょう。そんなことを言われたら、

「ストレスや疲労で、どうして耳鳴りがしたり声が遠くに聞こえたりするの？」

と突っ込みたくなりますが、**耳からの情報が脳に正しく伝わらなくなると、それを補うために脳が音をつくり出してしまう。それが耳鳴りだったりします。**

キーンという音は、右耳から入ってくる音と左耳から入ってくる音の違いを脳が補おうとしているもの。耳自体の問題でなければ、ストレスが原因です。例えばあなたが相手の感情を普段から気にしていると、それを声のトーンから受け取ってしまうこ

とがあります。

ほかの人だったら声のトーンなんか気にしないのに、気になる人の声だと、

「あの人不機嫌かもしれない」

「私が仕事をサボっているって思っているかもしれない」

などと考えてしまいます。相手の感情なのだから放っておけばいいのに、

「私のせいかもしれない。なんとかしなければ……」

と考えてしまうのです。自分の感情だったら自分で解消できますが、他人の感情はこちらでは動かせません。

相手の声のトーンから苛立ちや不安や緊張の感情を察して、あなたがコントロールしようとしても、どうすることもできないので、ストレスになってしまいます。

相手の真意を声のトーンから聞き取ろうと耳を澄ますことで、脳が聞こえない音を補おうとしてキーンという音をつくり出したり、声のトーンが落ちたときに音が遠ざかったりするのです。

声のトーンから相手の感情を聞き分けるのは、かなり難しいことです。真意がわからないのに、察して対処しようとすると、相当なストレスになります。

家族、同僚、上司、街ゆく人の感情まで拾おうとすると、脳にかなりの負担がかかるので、聴覚そのものが過敏になっているのかもしれません。

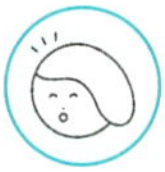

「人の感情を背負い込んで対処しなくていいんです」

耳鳴りや相手の声が遠くに感じられるのは、「人の感情を背負わなくていい」というサインだと思ってください。

キーンという音は、自分が吸収してしまった他人の負の感情のなせるわざ。音が遠くに聞こえるのも、他人の負の感情と距離をおくためなのです。

山を歩いていると、木々や柔らかい土が音を吸収してくれるので、心地よい静けさが感じられ、私たちをストレスから解放してくれます。

同じく、普段私たちから放出されるストレスは、まわりの人たちが適度に吸収してくれるから、私たちはストレスから解放されて自由に生きられるのです。

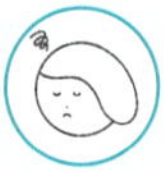

「朝、着ていく洋服がなかなか決められません」

朝、仕事に着ていく服を選ぼうとクローゼットを開けたとき、

「今日はこの色の服の気分じゃないし、この色も違うな。この服はちょっと古臭いし、こんな服を今どき着ている人を見かけないし……」

などと考えて、なかなか決められないことがよくあります。

とりあえず着てみるのですが、丈が短いとか、ちょっと長すぎるとか言って、着たり脱いだりしているだけで疲れてしまいます。

以前だったら迷わずパッと決められたのに、どうしてこんなに迷うようになったのかイライラしてしまいます。

職場におかしな服を着ていって、バカにされたり舐められたりするとイヤなので、面倒くさいけど服選びを続けていますが、朝は時間がないのでかなりのストレスになっています。

脳が疲れると否定的な言葉を発するようになる

ダメ出しを制御する脳の〈前頭皮質〉がうまく働かなくなると、服へのダメ出しが止まらなくなって、決められなくなります。

お酒を飲んでいる人もダメ出しを制御できなくなって、

「普段言わないようなことを言ってしまう」

「言ってはいけないことを言ってしまう」

となるのです。普段人の悪口なんて言わない人がどんどんダメ出しをするので驚かされることもあって、

「それがあなたの本音なのね！」

と言われたりしますが、そうではありません。

これは普段、ダメ出し制御脳がフル回転して疲れ切っているから、お酒を飲んだときに脳が機能不全を起こし、ダメ出しを連発してしまうのです。**脳が疲れているときもダメ出しが止まらなくなり、いろんなことが決められなくなります。**仕事に着てい

く服選びもそういうことで、「どちらもすてきな服なので、決められない」のではなく、「どっちもダメなので選べない」のです。だから脳の疲れが取れれば、「この服いいじゃない！」と素直に決められます。

ダメ出しをしているときの脳は、キレッキレになっているのではなく、制御できずに認知機能が低下しているのです。

とくに職場でいい人とか理解ある上司を演じている人は、ダメ出しをする脳をフル活動させているので、脳の疲れが取れていない朝、自分にダメ出しを仕掛けてしまいます。どうでもいいことが決められないので自分にダメ出しをするほど、逆にダメ出しを制御する脳の機能が低下して、そこから抜け出せなくなってしまうのです。

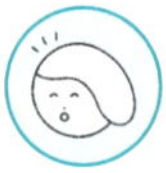

「脳を休ませると思うだけでいいんです」

脳はダメ出しを制御するものですが、普段使いすぎて疲れると否定的になります。
だから脳を労ってあげれば元気を取り戻していつものように働いてくれます。
普段から脳の働きを認めて、

「よくやってくれているね」と気づいてあげるだけで、脳は制御する力を維持してダメ出しを止めてくれます。服選びも気持ちよくできるようになり、「この服でいいや！」と簡単に決められます。

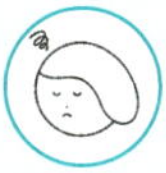

「仕事の時間配分がうまくいかず、いつも残業になります」

「今日こそは定時で帰ろう」と出勤時には思うのですが、気がつくと仕事が全然終わっていなくて、

「ちゃんと計画して仕事を進めていたのに……」

ということになります。

　子どもの頃、親から、

「ちゃんと計画を立てて勉強をしなさい」

と言われていましたが、計画を立てても途中で邪魔が入ってしまい、そこからなし崩し的にずれていって、物事がうまく運ばなくなってしまうのです。

完璧を求めるほどズレが気になり時間を浪費する

思考の柔軟性を司る脳の〈前帯状皮質〉の機能が低下すると、時間配分がうまくいかなくなります。

例えば、仕事中に電話がかかってきて、脳の思考の柔軟性がうまく機能しないと、

「こんな電話に対応しなきゃいけないなんて、仕事が予定どおりに進まないじゃない！」

と苛立ち、電話のあとも、それまでの仕事に冷静に取り組めなくなります。

そもそも思考の柔軟性があれば、突然の電話対応も含めた余裕のある計画になります。それができそうにないなら、計画時に認知機能が低下しているということです。

そして「予定どおりに進まない」と言って動揺し、仕事に冷静に取り組めなくなるから、ますます予定どおりに終わらなくなるのです。

うまく運ばなかったときに、

「ま、いいか」

「こんなもんでいいでしょ」

で終わらせられないのは、思考の柔軟性がないということです。

　そうすると細かいところが気になり、ネットで検索してしまいます。検索範囲が広がって時間があっという間にすぎて終業時刻になってしまうわけです。さらに、「明日でいいことは、今日やらずに明日やろう！」

というういい加減なことができません。ちゃんと終わらせなければいけないという意識が強くて、サービス残業をしてしまいます。

　そんなことをして脳が疲れると、思考の柔軟性はますます失われるので、いい加減な仕事ができなくなります。

　でも、その調子で仕事を完成させてみたら、往々にして中身はボロボロになります。思考の柔軟性がないと、最初に描いていた仕上がりイメージに到達しないのです。「ま、いいか」でやり過ごせず、こだわって仕事を進めるほどツッコミどころ満載の結果になってしまいます。


「時間どおりに終わらない」

「また残業になってしまう」

となったときは、思考の柔軟性が失われ、脳が疲れて機能低下している証拠です。

「頭を柔らかくするとラクになって仕事も楽しくなります」

そんなときは、**ちょっと立ち止まって、**
「脳を休ませてあげたら、私はどんなふうに仕事をするだろう？」
と自問してみましょう。

それだけで自分に優しくなり、思考の柔軟性が蘇って認知機能が元に戻り、目の前の仕事に楽しく取り組めるようになります。もちろん残業なしで帰れます。

常に完璧を求めようとせずに、ある種のいい加減さを持って「適当にがんばる」気持ちでいると気がラクになり、逆にいい結果を生むでしょう。

第3章

脳は自分が見えません

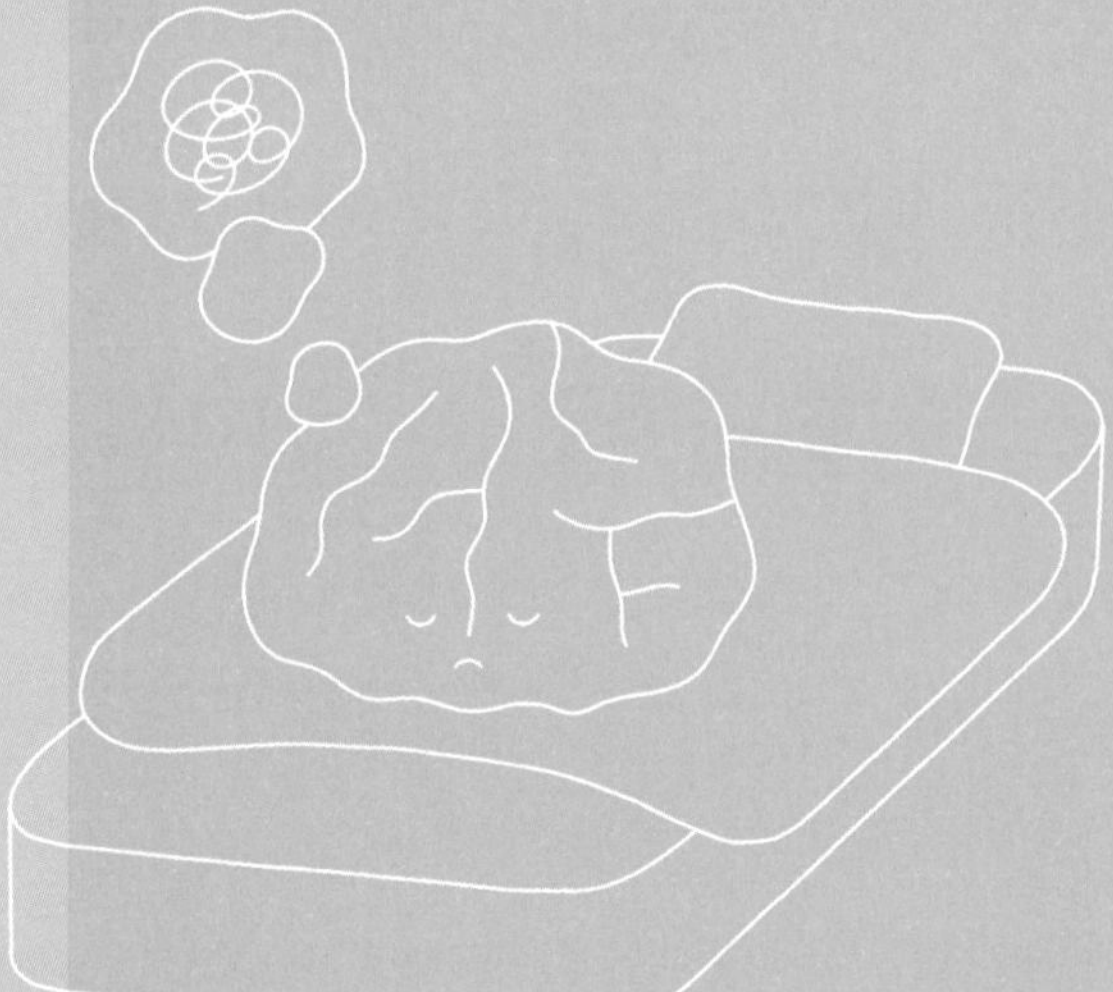

自分がどうしたいのかわからなくなるのは、どうして？

なぜかラクではなく苦しい道を自分に課してしまう

「自分はどうしたいのかがわからない」

というのは、何かに苦しんでいて、そこから抜け出せない状態です。だから、

「自分はどうしたらラクに生きられるのだろう」

と言い替えてみます。でも、そう言われても、今度は「ラクに生きる」とか、「そのための方法」もわかりませんね。例えば、こういうことです。

「どうしてそんなイヤな仕事を続けているの？」

と聞かれたときに、

「この会社を辞めたいけど辞められないから」

という答えが頭に浮かんでしまう。

「ここを辞めてほかの職場に移ったら、もっとつらいだろう。普通は転職サイトを使ってステップアップしていくのだろうけど、自分にはできない」

「面接を受けても落とされるだろうし、転職できてもじきに解雇される」

とも思ってしまう。

人間関係でも、

「どうしてそんなひどい人と関係を続けているの？」

と質問されて、

「腐れ縁だからね」

「関係を切ったら、あの人がかわいそうだし」

という答えが頭に浮かんでしまう。

「気が合う人と一緒にいたら、苦しみから解放されるよ」

と言われても、自分には不可能に思えてしまう。

なぜ、これらのラクになる提案を否定する答えが浮かんでしまうのか、その感覚が自分でもわからないのです。当然、そのための方法もわかりません。

強いストレスで脳がガチガチに縛られている

ラクな道を選べないのは、「自分（の感覚）がわからないから」であり、そこには「学習性無力感」が作用しています。この症状は、長期間のストレスから逃れられない人に見られます。ひどい環境にいるのに、そこから逃れるとか別の環境に移るなどのラクになる方向を選べない。新しいことに挑戦できないのです。

また、その長期間の間に「何をやってもムダ」という無力感が身についています。否定されたりイヤな顔をされたりしてストレスを受けてきたので、脳内に炎症があり、それが記憶や学習を担う〈海馬〉を小さくしています。すると「何をやってもうまくいかない」という感覚が強くなります。

また、前向きな意思決定や行動を計画する〈前頭前野〉の機能を低下させます。すると、自由になるための意欲が失われ、行動できなくなります。

さらに、恐怖や怒りを感じる〈扁桃体〉が活発になり、否定的な感情が増幅されるので、「楽になる」「自由に生きる」ことが怖くなってしまうのです。

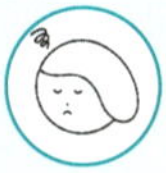

「不快なことなのに抵抗感がなくなっていくんです」

ホラー映画は嫌いなのに始まると見続けたり、不快なコメントばかり載っているSNSをチェックしたりしてしまいます。

最初は不快と感じていたのに、だんだんルーティンのようにチェックして、「私はこれを読んで、どうしたいんだろう？」と思ってしまいます。

友達から言われたイヤなこととか、通勤のときにあったイヤな場面をくり返し思い出します。

それって不快なはずなのに、くり返しているうちに抵抗感がなくなり、さらに、もっとひどいことを思い出そうとしている自分がいるのです。

不快感がなくなるのはいいことかもしれませんが、人として大切なものが失われていくようで怖くなっています。

自分を守るためのストレスホルモンが出なくなる

これは**「学習性無力感」**で起きる症状です。不快なことなんて考えなくていいのに考えてしまい、**不快なことにくり返し注目しているうちに、不快感そのものが麻痺してしまう**のです。これは「逃れたいのに逃れられない」というストレス状態で、脳内で炎症が起きています。

喉や皮膚に炎症が起きたとき病院で処方されるのはステロイドという薬です。これは副腎でつくられ、不快を感じたときにストレスホルモンとして分泌されます。

だから**脳内に炎症が起きると、これを抑えるストレスホルモンを出そうとして、不快な動画を探し求めます。イヤな思い出も探そうとします。**

この状況が続くと、副腎が疲れ切ってストレスホルモンが出なくなり、炎症が強まって脳の機能を低下させます。すると、

「あれ？　不快なものを見ても何も感じなくなった」

となります。でもこれは、不快に慣れたからでも耐性がついたからでもありません。

炎症で脳の機能が低下したから、不快に抵抗がなくなっただけなんです。

「不快に抵抗がなくなったのなら問題がないのでは？」

と思うかもしれません。でも**不快を感じないということは、自分の安全を確保するために逃げたり戦ったりすることができなくなるということ**で、ストレスをもろに受けてしまいます。

炎症で脳が麻痺しているだけなので、ストレスによるダメージは受け続けます。そのストレスでさらに炎症がひどくなって脳機能がもっと低下してしまうと、自分らしく生きられなくなってしまいます。

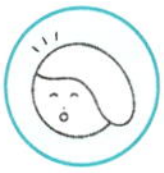

「イヤな情報を遮断してストレスから逃れましょう」

「不快なことをくり返し考えてしまう」

「不快なはずなのに抵抗感がなくなる」

という状態になったときには、

「あ、副腎が疲れちゃったのね！」

と気づいてあげると、不快な情報を探しに行かなくなります。不快に注目したくなるのは脳の炎症を鎮めるためだから、副腎が疲れてその効果が得られないのなら、

「ちょっと副腎を休ませてあげよう」

でいいのです。

ここで興味深いのは、不快な情報を遮断すると、まったく別の不快感を持つことがあるのです。でもそれは、脳の炎症が治って副腎が元気になり、ストレスから逃れられた証拠です。引き続き不快な情報をシャットアウトして、「楽しい感覚が戻ってきた」くらいに喜んでください。

副腎が元気になると、自分のために「逃げる／戦う」の選択ができるようになって、ストレスを直接には受けなくなります。すると、ストレスからの炎症がなくなっていき、本来の自分の姿を取り戻していきます。

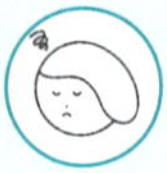

「危ないことから逃げずに近づいてしまいます」

ゴミの捨て方のことでご近所さん同士がもめていて、関わらないほうがいいと思っているのに、自分から「まあ、〇〇さん」と仲裁に入ってしまいます。結局、巻き込まれて、私のゴミの捨て方まで責められて不快な思いをします。仕事でも、

「あの人とは関わらないほうがいい」

とわかっているのに、

「言うべきことは伝えなければ」

と関わってしまい、トラブルになります。相手から散々言われて傷つくのですが、

「私はやるべきことをやっただけ」

と自分に言い聞かせます。

電車に乗っていても、

「あの人は危ない人だ」

と思ったときに逃げればいいのに、

「ここで逃げるのはおかしい」

と思い、その車両に残ってしまい、

「あー、やっぱり不快なものを見せられちゃった」

となって、そのことが頭にこびりつきます。

「あのときに逃げておけばよかったのに」

と後悔するのですが、その場で自分が本当に逃げたいのか、わからなくなっています。

恐怖感は怖いものから「逃げない」を選択してしまう

後悔するのは「学習性無力感」のせいです。学習性無力感の強い人は、その場であれこれ考えてしまい、結果、自分は逃げなかったのだと思っています。


でも、実際はストレスでずっと脳が炎症だらけになっていて、恐怖や不安、怒りを感じる〈扁桃体〉が活発になっていたのです。そういう状態では、

「ご近所さんが傷つけ合って、警察沙汰になってしまうかもしれない」

という不安を感じています。本来なら、ゴミのトラブルごときでそこまでいかないと判断できるのですが、脳に炎症が起きていると不安が何倍にも膨らんで危機感に包ま

れてしまいます。だから、

「私がなんとかしなければ！」

と正義感に燃えているようですが、怒りが過剰になっているので、「逃げる」ではなくて「戦う」を選んでしまうのです。

普通は危険人物を見たときは恐怖を感じるので、固まって動けないものです。でもこのケースは固まって動けなくなるような恐怖を感じる状況ではないので、

「私だけ逃げたら、まわりの乗客に悪い」

という理由をつけているのです。**学習性無力感による炎症で〈扁桃体〉が活発になっているため、自分が本当に逃げたいのかどうかがわからなくなり、逃げないほうを選んでストレスを受け、学習性無力感がさらにひどくなってしまいます。**

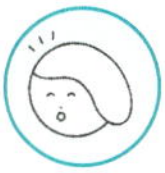

「簡単な逃げる訓練をすれば心の負担はなくなります」

これは、逃げる訓練をすれば対処できるようになり、学習性無力感から抜け出せます。災害避難訓練は、逃げるべきときに逃げられるようにするためです。この訓練は、

自分の安全を確保するために「逃げない」ではなく「逃げる」を選択するものです。

だから、「あの人は不機嫌そうだな」とイヤな予感がしたときは隣の車両に逃げましょう。


このように逃げる訓練をしていると、「逃げたいのに逃げられない」という葛藤がなくなり、炎症が治って〈扁桃体〉が元に戻っていきます。すると、

「これは私が関わらなくていいんだ」

とこれまでのようにトラブルを抱え込まないようになり、ストレスから解放されて自由になり、本来の自分の感覚が蘇ります。

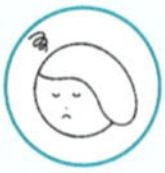

「聞く耳を持たない夫にどう言ったらいいでしょう」

子どもの学校のことで夫に相談しようとすると、イヤな顔をされます。

「その話、今必要？　俺、仕事で疲れてるんだから、気をつかってくれないかな～」

「私だって働いているのに」

「おまえが自分のしたいことを勝手にしているんだろ」

　腹が立ちますが、そう言われると、

「私が家族を放って外で仕事をしたいからやっているだけなのかも」

と後ろめたい気持ちになってしまいます。

　また、食事が終わった夫に、

「食器を洗うの、手伝ってくれない？」

と言いたいのですが、どうせため息をつかれてイヤな顔をされるので諦めます。

「だったら、子どもの宿題の面倒を見てくれない？」

とも言いたくなるのですが、夫が子どもにも不機嫌な態度で接したら勉強嫌いになってしまいそうなので諦めます。

　夫と今後の夫婦のあり方をちゃんと話し合いたいと思っているのですが、

「夫に何を言っても、どうせわかってもらえない」

と、これも諦めてしまいます。どうしたらいいでしょうか。

記憶が書き換えられて夫がモンスターに見えてしまう

この状態は一般的には「モラハラ夫が悪い」となりますが、この場合は「学習性無力感」の可能性もあります。夫のモラハラから「逃げたいのに逃げられない」という葛藤で脳内に炎症が起きていて、〈扁桃体〉が過剰に働くと、夫の咳払いにも恐怖を感じます。すると夫のことを、

「何を考えているのかわからない得体の知れないモンスター」

と認識するようになり、そのモンスターに対峙するために怒りが必要になります。炎症で活発になった〈扁桃体〉は怒りというパワーを与えてくれるのですが、夫はそんな妻に対して「嫌われている」「拒否されている」と感じてふてくされるのです。

夫がモンスターに見えるようになると、炎症で記憶を引き出す〈海馬〉の機能が低下しているため、過去の夫のモラハラ発言が次々と思い出され、夫の言動が真っ黒になります。夫のいい記憶は思い出されません。

さらに記憶力が低下しているため、頭の中で思ったことが、現実に起きたかのよう

な錯覚を起こします。実際には夫に話していないのに記憶が書き換えられ、

「私の気持ちをすべて話したのに拒絶された」

となってしまうのが、学習性無力感です。結果、

「あのとき、話したじゃない！」

「いや、聞いてない！」

「ほら、私を見下してる。私の話なんてひとつも聞いていない！」

という証拠めいたものが自分の中にでき上がってしまいます。すると夫はモンスター化してしまい、何を話しても意味がないとなってしまうのです。

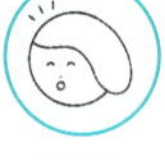

「夫の言動に注目しないだけで状況は好転します」

そんなときは「学習性無力感は伝染する」と思ってみます。

「えっ！　あのモラハラ夫が学習性無力感なの？」

と、すぐには信じられないかもしれません。でも、こちらのちょっとした態度で夫がふてくされたり不機嫌になるのは、炎症で〈扁桃体〉が過剰に活動しているからです。

夫がこちらの発言を覚えていないのは、炎症で記憶を整理する機能が低下しているからです。妻は夫のモラハラ発言に対して、恐怖感からモンスターと認識することで、怒りを最大にしてしまうのです。だったら、

「私のせいでモラハラ夫になっているの？」

となりそうですが、そうではありません。脳の炎症は伝染するので、夫の炎症をもらって学習性無力感になっている可能性があるのです。

だからと言って、夫の炎症を鎮めるために何かをする必要はありません。学習性無力感は伝染するので、

「私の炎症が治ったら夫はどう変わるの？」

と考えるだけでいいのです。

脳の炎症を鎮めるためには「夫に注目しない」ことです。これは夫の炎症が鎮まって学習性無力感が解かれたときに、夫がどんな姿をしているかを確かめるためです。

「夫に注目しない」とは、「夫に相談しなくていい」「夫に関わってもらわなくていい」ということです。すると「夫に相談したいのに相談できない」という葛藤が、脳の中で消えて炎症が治っていきます。

「夫に関わってほしいのにしてくれない」という葛藤からも解放され、脳が本来の姿に戻っていきます。本来の自分に戻ってもその変化はわかりにくいのですが、

「あれ？　夫の態度が変わった！」

と思えるようになれば、脳の炎症が治って学習性無力感から解放されたとわかります。

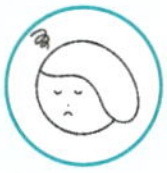

「ダメ出しされ続けて、がんばる気力がなくなります」

会社で書類を提出すると、文章の句読点の打ち方など細かいところまでダメ出しをされます。修正して再提出しても、今度は内容のダメ出しをされて、

「だったら最初にまとめて言ってよ……」

と心の中でつぶやきます。それをまた提出したら、またダメ出しされ、さらに上司の指示どおりに変えても、また別の角度からダメ出しをされる始末。

「もう、がんばってもムダなんだ」

私の中のやる気は消えていくばかりです。

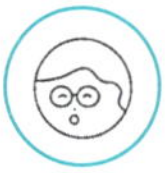

ダメ出しを攻撃・否定と捉えると意欲がなくなる

脳はダメ出しをされると、

「そんなにダメ出しをしなくてもいいじゃない！」

「この上司は攻撃してくるから怖い」

「この先、この上司と仕事をやっていけるか不安」

と感じます。こうして怒りや恐怖を司る〈扁桃体〉が活発になると、今度は意欲や集中力を司る〈前頭前野〉の機能が低下します。集中力が低下すると、

「またミスをしてしまった」

「上司の話をちゃんと聞いていなかった」

ということになってしまい、さらに意欲も低下するので、

「ダメ出し箇所の修正が面倒くさい」

「言われたとおりにやるのがイヤだな」

となってしまいます。

これはやる気がない、怠惰である、ということではなく、ダメ出しを何度もされることで怒りと恐怖の脳が活発になり、注意や意欲の脳が機能低下しているだけ。

ダメ出しで攻撃されたと思うと、ストレスホルモンが分泌されます。このホルモンは脳のダメージからの炎症を抑えますが、一時的なものなので、くり返されると炎症が悪化して記憶力や学習能力が落ち、「こんなはずじゃなかった！」となります。

それでは認知機能も低下して、さらにダメ出しされるという悪循環になり、学習性無力感に陥ってこの状況から逃れられません。認知機能が低下すると、

「ダメ出しをする上司は私を陥れようとしている」

「私のことをバカにして見下している」

と受け取ります。そうして上司を理不尽に攻撃するモンスターと認識してしまうと、そのダメ出しが攻撃や否定になり、怒りと恐怖の脳が活発になるというわけです。

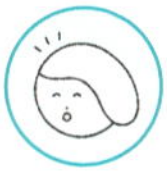

「ダメ出しをゲームだと思えば窮地から抜けられます」

こんな状況で学習性無力感になってしまったときは、

「相手とジグソーパズルをしている」と思ってみます。「仕事のダメ出し」と思ってしまうと、攻撃とか否定で怒りや恐怖の脳機能が活発になって、注意や意欲の脳機能が低下してしまいます。

穴を埋めていくゲームを上司としているのだったら、脳は攻撃や否定と認識しなくなり、怒りと恐怖の脳機能は反応しなくなります。そして注意や意欲の脳機能も低下しなくなるので、本来の実力を発揮してピースを埋めていけるようになります。

上司が出してくるパズル問題の難易度が上がっても、ゲームだから炎症は起きません。すると、記憶と学習能力の脳機能が働いてどんどん学習していき、高難度のパズルにも対応できるようになり、見事に完成した一枚の絵画を眺められます。

ゲームをしていく過程で、上司があなたに見せたかった絵が見えてくれば、認知機能が低下していないという証し。いつの間にか学習性無力感から抜け出して、バージョンアップした次のステージへと進めるようになります。

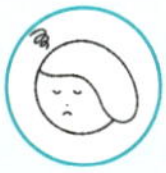

「会社で改善されないことばかりで不満が溜まります」

職場では効率の悪いことばかりやらされていて、ムダな時間ばかり。上司に仕事の効率を上げる全体システム見直しの提案をしても、

「これがここのやり方だから」

と取り合ってくれません。現在のやり方で同僚がミスをした責任を私が取らされて、やらなくていい仕事までやらされてしまいます。こんな職場の話を家族にしても、

「そんな会社、辞めちゃえばいいじゃない」

と真剣に聞いてくれず、愚痴だと言って責められ、何も改善されません。

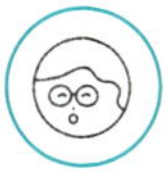

愚痴を言う本当の目的は別のところにあるのかも

愚痴を言っているから学習性無力感とは違うのではないかと思うかもしれません。

学習性無力感には何も抵抗できず、苦痛に耐えているイメージがあるからでしょう。

こうした「改善したいのにできない」状況では、脳の神経は興奮して炎症が起きています。「改善しなくてもいい」という興奮を静める思考が働かなくなるので、興奮し続けて炎症が起きて苦痛を感じます。

その苦痛が「ムダなことをやらされるのがイヤ」です。苦痛を感じているのに改善されないと、ますます「改善したいのに改善できない」という葛藤が強くなり、炎症が強まり、認知機能が低下していきます。

発した愚痴は「怒り」であり、炎症を抑えるストレスホルモンを分泌させているのです。愚痴を言えば怒ることができて、ストレスホルモンで炎症が一時的に治り、認知機能が元に戻った感覚になるわけです。

でも、相手にちゃんと話が伝わらないと、

「相手との理解し合える関係になりたいのに、改善できない」

という葛藤が生じて、再び炎症が起きてしまいます。

そこで、さらに誰かに愚痴を言ってストレスホルモンでその炎症を抑えることをくり返すと、

「どうして私は愚痴ばかり言っているのかな？」

ということになってしまいます。

愚痴は相手に自分を理解してもらいたくて言うものですが、自分の中の怒りを喚起して炎症を抑えるストレスホルモンを分泌させるためのものでもあります。

また、愚痴を言っている相手に理解されないことで怒りが湧くこともよくあるので、ストレスホルモンで炎症を抑えようとする行為でもあるのです。

そう考えてみると、愚痴は本当に改善したいものなのかどうかもわからなくなります。ストレスで脳内に起きている炎症を抑えたいから、問題を探して愚痴で怒りを喚起させている可能性もあるのです。

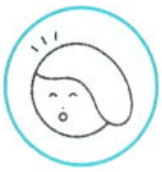

「愚痴のメカニズムを知るだけで状況は改善されます」

「現状を改善したい」と思ってストレスを感じたときは、**「改善そのものが目的ではなく、脳内の炎症を抑えるためにやっているのかも」と思ってみましょう。**

脳内の炎症を抑えるストレスホルモンを欲して怒りの元を探しているだけ、と気づくかもしれません。北風と太陽の話と同じで、「改善したほうがいい」と言って北風を吹かせば、相手はかたくなに改善することを拒みます。

そこで相手を怒らせて生じるストレスホルモンで脳内の炎症を抑えようとしていたことに気づくでしょう。家族に、

「ここを改善してもらわなければ大変なことになる」

と思っているのも、同じことになります。

それに気づけば脳の炎症は鎮まり、

「別に私が関わらなくてもいいのかも」

「相手はそのままでいいのかも」

という感じで手放せます。

「改善したい」という気持ちは嘘ではないのですが、その奥にストレスでできた脳の炎症をなくす目的があることを知るだけで、職場や家族との関わり方は、きっと変わってきます。

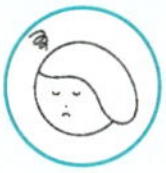

「気が合わない人なのにランチを断れません」

私は職場で苦手な人にランチに誘われても、

「ここで断ったら、この人が苦手なことがバレて気まずくなる」

と考えて、受けてしまいます。でも、その人はお店で大声でしゃべるし、職場の愚痴を聞かされるので、いつも「来るんじゃなかった」と後悔します。翌日誘われても断れず……ということをくり返していたら、

「あれ？　不快さを感じなくなった。この人と気が合うようになったのかな？」

と不思議な感じになりました。でも、おしゃべりを聞いていると、やはりイラッとするので、

「やっぱり違うな。感覚が麻痺したのかな」

と怖くなりながらも、気が合わない人の話を笑顔で聞いて、一緒に愚痴を言っている自分がいます。相手がおいしいと言っているランチの味さえ、私には感じなくなっています。

仕返しを恐れてあえて自分を差し出している

気が合わないのに不快さを感じなくなったのは、学習性無力感のせいです。

「誘いを断りたいけど断れない」

という葛藤で脳内に炎症が生じて、その炎症が怒りを司る〈扁桃体〉を活発にします。だから、相手の声の大きさや話の内容に苛立ちます。でも、イラッとして、

「この場から逃げたいのに逃げられない」

という葛藤で炎症が強まり、感情を適切に感じる〈前頭前野〉の機能が低下してしまうと、

「不快を感じているはずなのに、何も感じなくなった」

ということになるのです。

「話を聞きたくないのに聞かなきゃいけない」

という葛藤の中で愛想笑いをして話を合わせていると、そのストレスでますます〈扁桃体〉が活発になり、

「この人に嫌われたら、この職場にいられないかもしれない」

といった不安と恐怖に駆られます。

そうなるとよけいに、聞きたくない話に自分を合わせなければならなくなり、その炎症のせいで認知機能が低下し、

「自分の感覚が適切に感じられなくなる」

わけです。ストレスを直接受けて認知機能がもっと下がり、仕事の能力も下がり、自信を失い、自尊心がズタズタになって、その人にどんどん蝕まれていきます。

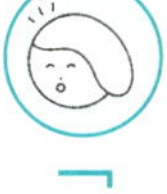

「断る理由を機械的に決めればいいのです」

この学習性無力感は「断る日を設定する」ことで解消されます。例えば「水曜日と金曜日は断る日にしよう」と決めたら、誘われたときに、

「今日はパスね！」

という感じで断ることができます。断るときのコツは、**事前に相手とのやり取りを想像しない**ことです。想像してしまうと、相手に軽い感じで伝えられなくなり、結局相

手の誘いに乗ってしまいます。誘われたときに即、断ると、脳内の炎症が減り、認知機能が元に戻って仕事がはかどります。

退社してから、

「今日断って大丈夫だったかな……」

と不安になるのは、仕事の疲れで脳内に炎症が起きているからです。相手の気持ちを想像すること自体が、炎症による認知機能の低下から起きる症状なので、

「脳が疲れているんだ！」

と思うことで、その不安は解消されます。

気が合わない人のことを思い出して、怒ったり不安になったりするのは、不快なことでストレスホルモンを分泌させて、炎症を抑えようとしているだけ。「脳が疲れているだけ」と意識するのは、そんなことをしなくても炎症は治っていきますよ、という指令を脳に与えていることなんです。

「脳が疲れているんだ」と思えると「何も考えなくていい」ということにもなるので、炎症は自然と消えて気持ちよく眠れて、睡眠中に脳内の炎症がもっと取り除かれ、朝はスッキリ目覚めることができます。

これをくり返していると、不快な感覚を適切に感じられるようになって、

「今日もパス！」

という感じで誘いを気軽に断ることができるようになります。そうしたら、気が合わない人と適度な距離をあけられて、学習性無力感からムリなく抜け出すことができます。

第4章

脳は人のことを考えすぎます

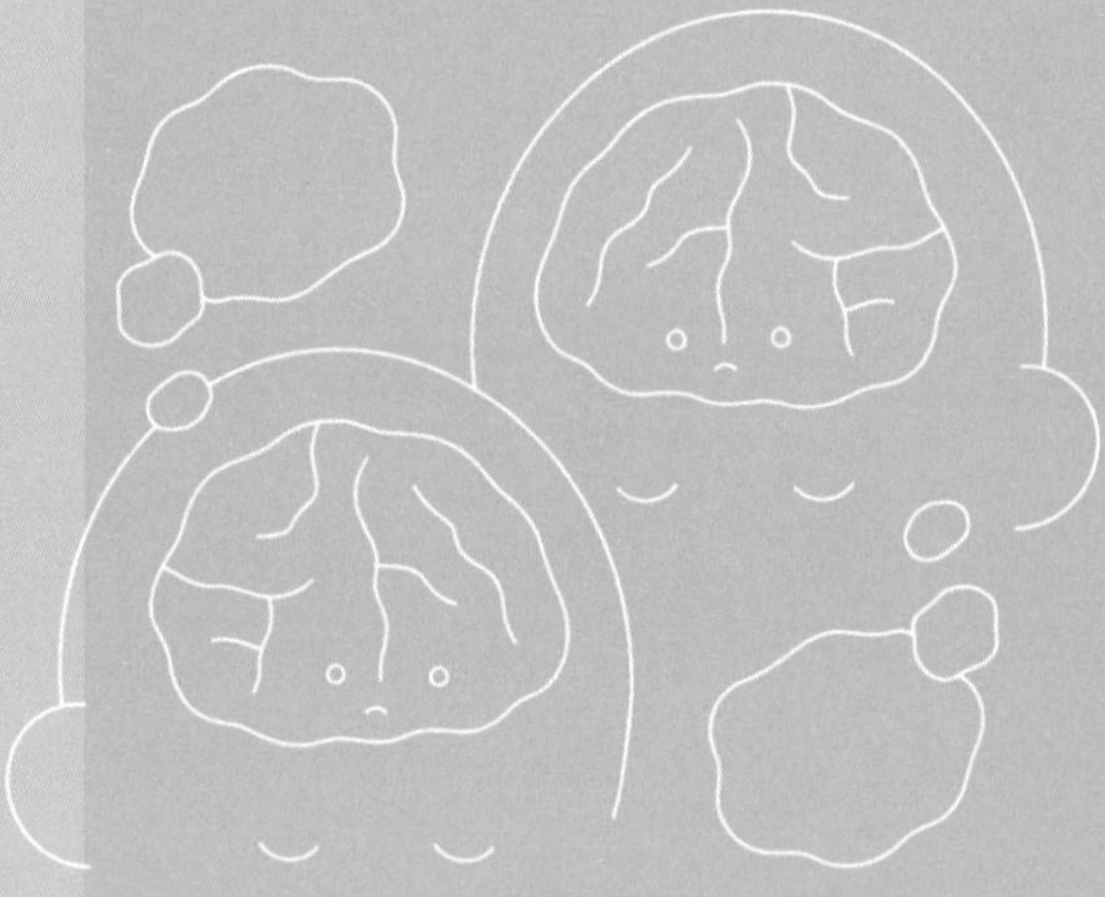

なぜ人の気持ちを探り、応えようとするのか？

まず「認められなくてもいい」という気持ちでいる

恋をしているときは相手の気持ちを考えて、それに応えようと必死になったりします。でも、その相手が嫌いな人だったら、気持ちを考えるのもイヤだし、たとえ気持ちに応えようと思うことがあったとしても、それだけで具合が悪くなってしまいます。

興味深いのは、恋愛相手と長年一緒にいると、「相手の気持ちに応えたい」とあれだけ興奮していた脳が静まって、その気持ちを適度に無視できるようになることです。

一方、嫌いな相手でも長年一緒にいると、「相手の気持ちを考えたくもない」という興奮がおさまって「ちょっとだったら、相手の気持ちを考えてあげてもいいか」となるのです。

これは、**「相手の気持ちに応えたい」「相手に受け入れられたい」という興奮に、「相手の気持ちに応えなくてもいい」「相手に受け入れられなくてもいい」という抑制がかかって、脳内では「相手の気持ちに応えたい」「相手から受け入れられたい」という興奮を静めようとしている**からなのです。

相手の気持ちを一生懸命考えてあげたのに、「ちっとも受け入れてくれない」というときに、「いいんだ、いいんだ。受け入れられなくても！」と言い訳じみたことが頭に浮かんできます。それは、脳の中の興奮を抑制する回路が働いているから浮かぶ考えなのです。

でも一線を越えると一気に認められたくなる

つまり、何度もくり返して「受け入れられたい」と相手の気持ちに応えようとがんばっても、「ちっとも受け入れてくれない」となると、脳では興奮を静めようという機能がものすごく働くのです。

そして、「受け入れられたいのに、受け入れられない」という状態が続くと、興奮を静める脳の機能が下がって、興奮が続いてしまうのです。

するとし、相手の気持ちを考えることが止まらなくなり、**相手から拒否されたり冷たくされたりするほど、その気持ちに応えようという脳の興奮が高まり、考えることを止められなくなってしまいます。**

0〜2歳の間に「親からちっとも受け入れられない」状態がくり返されると、興奮を静める脳の抑制機能が下がって、人の考えを探りその人の気持ちに応えようという姿勢が助長されてしまいます。

普通だったら、

「相手の気持ちに応えようとしているのに、ちっとも受け入れてくれない」

という状況だったら、

「相手の気持ちなんて、考えなければいいいじゃない」

となるのですが、興奮を静める抑制機能が0〜2歳のときに壊れていると、相手の気持ちを適度に考えることができず、必要以上にその気持ちに応えようとしてしまうのです。

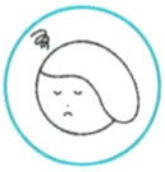

「相手のためにやっているのに冷たい仕打ちにあいます」

職場で上司が不機嫌そうな顔をしていると、

「仕事がうまくいっていないのかな？」

「売上成績に問題があるのかな？」

などと上司の考えを探ってしまい、

「この人を喜ばせるために、私には何ができるのだろう？」

といろいろ考えます。頭の中で上司に、

「何か私にできることはありませんか？」

と尋ねることを想像すると、想像の中の上司から、

「人にお伺いを立てている暇があったら、自分の仕事をちゃんとこなせ！」

と怒られている場面が浮かんできて、「これじゃダメだな」となります。

「ならば自分の仕事をできるだけ早く仕上げて、上司にいい報告をすればいいかも」

と考える。そうすれば上司は喜んでくれるかもしれない。

でも実際に報告に行くと、

「あ、そこに置いておいて」

と言って上司は目も通してくれず、がっかりしてしまいました。

家でも、夫が不機嫌そうにしているので、

「何かイヤなことがあったの？」

と、夫の気持ちを察して尋ねても想像の中では、

「別に……」

としか返ってきません。そこで実際に、元気づけてあげようと、疲れているけど帰宅後に夫が好きな料理をつくり、

「ご飯ができたよー」

と声をかけると、

「あー、今日は外で食べてきたから、いいや」

と言われてイラッとしてしまいました。

「だったら、つくる前に言ってよ！」

と苛立ちながらも、外食してきたか聞かなかった自分にも怒りが向いてしまいます。

相手を喜ばせようという気持ちには裏の心理が働いている

私たちは相手が考えていることを探って、それに応えようとするときは、相手を喜ばせるためにやっていると思っています。でも本当は違うのです。

例えば相手が不機嫌だと、〈扁桃体〉が活発になって自分が見捨てられるのではないかという恐怖に陥ります。すると、集中力や計画的行動力を司る〈前頭前野〉の機能が低下して、ボーッとしたデフォルトモードネットワークに入っていきます。

その状態では、相手のことを考えているのではなく、勝手に想像していて、

「仕事を完璧に終わらせたら、上司の不快な気分が解消されて、私を褒めてくれる」

「家族の不機嫌さが私の手料理で解消されて、感謝してもらえる」

と確信しているのです。

つまり、**相手の不機嫌さで恐怖のスイッチが入って〈扁桃体〉が活発になると、注意力や集中力がなくなり、白昼夢を現実と錯覚した行動に出てしまう**のです。それで、

「なんで感謝されないの！」

「こんなにあなたのために考えてやったことなのに、どうして！」

という怒りが生じます。このときは脳全体が活発に働いてエネルギーを消耗するので、疲労は相当なものです。だから怒りとなって爆発してしまうのです。

怒りが湧くと再び不安・恐怖に陥り、デフォルトモードネットワークに入ると今度は、「感謝しなかった相手に罰を与えて、自分に涙しながら謝罪させる白昼夢」に浸ってしまいます。

相手に罰を与えて謝罪させるというすごい想像をしてエネルギーを消耗するので、脳は疲れ切ってしまいます。

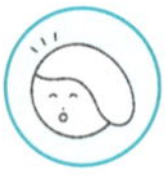

「親切心でなく不安で動こうとしていることに気づきましょう」

こんな脳の状態を改善するには、**「この人に何かをしてあげなければ」と思ったときに、「これって私の不安や恐怖から来ている」と気づくだけで白昼夢に入らなくてすみます。**

「上司のために」と思っているのは、正義感や親切心のつもりです。でも、それが見捨てられ不安や恐怖心から来ていることに気づくと、不安や恐怖の脳機能は活動をやめます。

すると注意力や集中力の脳機能が適切に働いて、正義感や親切心の正体があばかれるので、現実的な対応ができるようになります。そうすることで脳の疲弊も防げて、人のためではなく自分のために楽しく生きられます。

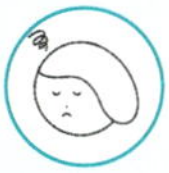

「落ち込んでいる友人が喜ぶことをしたのだけど……」

友人が職場のことで悩んでいる話を聞いたときに、

「気分転換には、どんなことをしてあげたらいいだろう?」

と考えて、友人は音楽が好きだから、

「このコンサートならテンションが上がるかもしれない」

とチケットの値段と、帰りに寄れるおいしそうなレストランも調べました。そして、

「こんなコンサートがあるんだけど、一緒に行こうよ」

とLINEしたら賛成してくれました。

友人は、コンサートもレストランも両方とも喜んでくれて、確かにテンションは上がったみたいなのですが、

「あれ？　彼女が落ち込んでいるから、気分転換のために考えたことなのに、私の趣味に付き合ってもらっていることになっている」

と、ちょっと複雑な気分になって、楽しかったはずなのに家に帰ったらどっと疲れてしまい、虚しさを感じてしまいました。

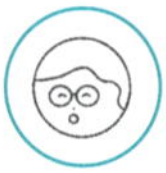

誰かのためにしたことが、じつは自分のためだった

脳が疲れて炎症が起きているときに友人の悩みを聞いたら、

「なんとかしてあげなくちゃ！」

という気持ちが強くなりました。脳の疲労による炎症によって不安や恐怖、怒りを感じる〈扁桃体〉が活発になり、

「友人がこのままうつ状態にでもなったらどうしよう」

という気持ちに駆られてしまいます。すると、

「この友人なら大丈夫」

と友人の力を信じて脳の興奮を制御する〈前頭前野〉の機能が低下して、

「なんとかしてあげたいけど、何もしてあげられない」

という葛藤を感じる〈後帯状皮質〉が活発になります。するとデフォルトモードネットワークで白昼夢に入ってしまい、友人のための気分転換用アイデア出しが止まらなくなります。すると、友人の気持ちが手に取るようにわかったような感覚になりますが、それは現実ではありません。でも、感情を制御する脳機能が低下しているので、

「友人のために考えている」

と信じて疑わず、自分が白昼夢に入っていることに気づきません。

白昼夢の中では、救われた友人が仕事の悩みから解放され、自分に感謝する流れになっています。そのため、コンサートと食事会に誘ったことを、友人から感謝されていると信じています。しかし本当のところ、友人は、

「あなたが行きたいコンサートに付き合ってあげた」

という感じになっているのです。

友人のために大量の脳内エネルギーを費やしたのに、実際は友人が自分の気分転換に付き合っただけという逆転の結果に徒労感、ストレスを感じます。

そのストレスで脳の炎症が増して、

「こんなにしてあげたのに、感謝してくれなかった」

という白昼夢に入って、再びエネルギーを消耗して疲れ切ってしまったのです。

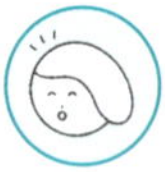

「自分の脳に、疲れているよと語りかけましょう」

相手の気持ちが手に取るようにわかるようになっているときは、

「あー、脳が疲れているんだ」

と気づいてあげれば、相手との心理的な距離が適切に取れるようになります。

脳が疲れて炎症が起きると、自分を客観的に捉えて相手との心理的な距離を適切に保つ〈前頭前野〉の機能が低下します。その状態で白昼夢に入ると、自分がやりたいことと、相手にさせたいことがごっちゃになります。

そのとき、「これは脳が疲れているからなんだ」と気づいてあげると、相手との距離感が元に戻ります。
〈前頭前野〉は自分を客観的に捉えるので、「自分の脳が疲れているんだ」と気づくことで機能が復活して脳を休められ、相手との関係性が適切になり、人の心配から解放されて自分のために生きられるようになるのです。

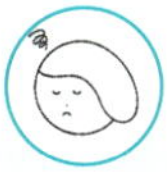

「夏休みだから家族のために旅行を計画したのに……」

「夏休みだから家族は旅行をしたいはず」と思って、ホテル代や交通費などの諸費用を計算し、旅行の計画に時間を使いました。

「こんなにお金がかかるんだ」と思いながらも「家族旅行ができるのも今のうちだけだから」と自分を納得させます。

目的地も、私が行きたいところというより、家族みんなが満足することを考えます。私は仕事や家事で疲れているから、本当は家で休んでいたいけど、家族のためだと思って計画しました。

家族にそのことを伝えると、夫は、

「俺はその頃、出張があるから」

「この前確認したときは、大丈夫だって言ってたじゃない！　そのあと何も言ってこないし。もっと早く言ってよ！　だったら子どもたちと行くから」

と思って子どもに声をかけると、

「えー、家族と旅行なんてイヤだよー」

と露骨に言います。

「あんたたち！　私がどれだけ苦労して計画したと思っているの！」

結局、日程調整して行くには行ったのですが、怒った私のわがままで旅行したような感じになって、ちっとも楽しめませんでした。

自分を苦しませている犯人は自作自演の自分だった！

家族のためを思ってあれやこれや計画したことは、普通ならすばらしい家族愛となるでしょう。でも脳が疲れていると、別の意味を持ちます。

疲れていると脳内に炎症が起きて疲労を感じ、それが苦痛になってしまいます。炎症は、ゆっくり休んで質のよい睡眠を取れば治っていくのですが、手っ取り早く鎮める方法が怒りです。


炎症を鎮めるステロイドホルモンは怒ることで分泌されるため、疲れている脳はムカつくネタを探しています。


家族みんなで計画を立てて楽しむのなら問題ないのですが、本人だけが奮闘しているため、家族からは感謝されず、苛立ちます。問題は、そういう結果になることを織り込みずみで「家族のために」やったことです。

疲労の元である炎症を鎮めるために、

「なんで私のこの苦労をわかってくれないの！」

と怒ってステロイドホルモンを分泌させて、疲れを解消したともいえるのです。怒るネタが仕事のこと、友人関係のことと来て、ネタが切れてきたときに、

「そうだ、家族だ！」

と疲れ果てた脳が怒りを求めたのです。

「いや、私は純粋に家族の思い出のために考えているんです」

と言うかもしれません。でも、考えてみてください。これまで家族のためと言って行動したときに、怒らなかったことはありますか？

家族のために自分を犠牲にして何かをやったときこそ、家族が傍若無人なモンスター化して、怒らされて不快な気分にさせられるのです。そんな体験があるから、疲れの元である炎症を鎮火しようと、怒りのネタを家族に求めている可能性があります。

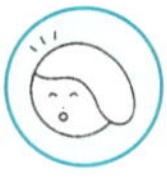

「誰々のためと思ったら、一旦立ち止まって考えましょう」

「誰々のため」と思ったときは、立ち止まって考えてみることです。

「これって、疲れている脳が怒りのネタ探しをしているのでは？」

「確かに家族のために必死になってやったのに、ムカついたことがあったな」

「あのときも、私は大変な目にあった」

と記憶が蘇ってきたら、

「私は今、がんばっているから疲れているんだ」

と自分を休ませることを優先してください。

ところが自分を休ませてしまうと、疲れすぎているからそのあとで動けなくなることが無意識でわかっているので、そうならないように怒りを求めるのです。

でもそういう感覚があるのなら、それこそ脳内の炎症がぐっと減るまで十分に休んであげる必要があります。それが家族の幸せにもつながるのです。

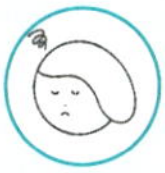

「ランチ会でママ友好みのお店を選んでしまいます」

「いつも私が好きなお店に付き合ってもらっているから、今度はあなたの好きなお店を予約してもらっていい?」

とママ友から言われて、「うーん」となります。

自分が好きな店を選ぶことに抵抗があるのです。そこに集まったママ友たちから、

「わー、センスない!」

「こんなところでいつも食事をしているの?」

とイヤミを言われたり、まわりの人たちに、

「あの人が予約した店に行ったら、ひどかったそうよ」

などと陰口を叩かれたりしそうで怖くなるのです。

だったら、ママ友が好きそうな店を選んでおいたほうが、何を言われても傷つかないし、陰で何を言われても、

「あの人に合わせたのだから」

って思えばいい。でもそうすると、ママ友には褒められますが、

「ここって、あなたに合わせて選んだのよ……」

と心の中でつぶやき、後ろめたい気持ちになってしまいます。

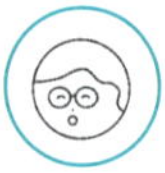

悪い結果を想定したストーリーを自分でつくっている

脳が疲れていると、脳内の炎症で不安や恐怖の脳機能が活発になってしまうので、

「あなたの好きなお店を予約して」

とママ友から言われたときに、

「どのお店を選んだらいいんだろう？」

と不安になってしまいます。**脳の疲れで不安になっているだけなのですが、迷っているうちにデフォルトモードネットワークに入ってしまいます。**すると、

「私が好きな店を選んだらバカにされて、マウントを取られる」

という悪夢が展開します。自分が選んだ店をどう評価されるのかという不安と恐怖でいっぱいになります。そして、ママ友がほかの友達に自分のセンスのなさを言いふらして惨めな思いをする場面まで浮かんできて、

「私の好きな店を選んだら大変なことになる」

と焦り、選べなくなってしまうのです。

ママ友からお店の予約を頼まれたとき、脳の炎症で不安を感じやすくなっているのに、その不安の原因を白昼夢がちゃんとつくり出して、

「ママ友から私の選んだ店をきっかけにバカにされて見捨てられるから不安なんだ」

とするわけです。この状態を人は、

「最悪なことを想定して転ばぬ先の杖にしている」

と思っていますが、**実際は脳の炎症による不安や迷いをきっかけに白昼夢が展開しているだけ。**相手を優先してしまうことで対等な関係が崩れてしまいます。

そして、しだいに悪夢が現実になっていくから、脳の疲労って本当に怖いんです。

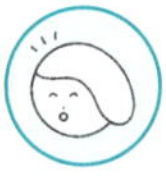

「不安になるのも迷うのも、あなたのせいじゃないんです」

脳に炎症を起こしている人は、「転ばぬ先の杖」を自分が用意しているつもりでいます。そんなときに**「不安や迷いは炎症のせい」と思ってみる**と、

「もしかして、これは転ばぬ先の杖でやっていることではないのかも」

と白昼夢にブレーキがかけられます。すると現実の世界が見えてきて、

「たまには私が行ってみたいお店を予約すればいいいか！」

と素直になって楽しめるようになります。

そうなんです。自分は「転ばぬ先の杖」で大切なことをやっていると思い込んでいるから、白昼夢の中で最悪なことを想定して、脳を疲弊させ、炎症をひどくしてしまい、悪夢が現実になっていたのです。**白昼夢にブレーキをかければ悪夢から解放され**

て、現実の世界を楽しめるようになります。

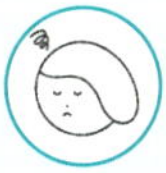

「友人に好かれたくて気をつかいすぎてしまいます」

友人に好かれたくて、いつも気をつかいすぎてしまいます。友人とのＬＩＮＥのやり取りで、返信がちょっと遅かっただけで心配して、

「今度、一緒に遊びに行かない？」

と声をかけてしまいます。そして一緒に遊びに行ったときには、

「家族にこれを持って帰って」

と友人の家族へのお土産を渡してしまいます。友人を元気づけてあげようと誘い、さらにその家族にまで好かれようとしている自分がいます。別の友人からは、

「どうしてそこまで気をつかうの？」

と言われるのですが、その人のちょっとした言動が気になって、何かしてあげようと意識する前に、自動的に気をつかいます。

やりすぎるのはよくないと言われて、控えようと思うのですが、その人のことを考えると落ち着かなくなり、やめられないんです。

気づかいの正体は「見捨てられ不安」である

これも脳が疲れている人の特徴です。本人は「友人から好かれたくて気をつかっている」と思っているのですが、疲れの元である脳の炎症が「見捨てられ不安」を感じさせます。**人から見捨てられるのではないかという不安をきっかけに、白昼夢のスイッチである〈後帯状皮質〉が活発になります。**


脳が疲れている人は、相手が不機嫌なだけで白昼夢のスイッチが入ってしまうので、

「あの人は私のせいで不機嫌になっているのでは？」

と自分が相手を不機嫌にしたことを並べて、

「私が送ったＬＩＮＥの一言が相手のプライドを傷つけたから嫌われた」

といったストーリーを見事に展開していきます。本人は、

「相手との関係をよくするために反省している」と思っていますが、実際はデフォルトモードネットワークが起動して白昼夢の中にいるだけ。そこにいると、相手の気持ちが手に取るようにわかる感覚に陥ります。

そして、白昼夢の中で相手に気をつかうことで感謝され、尊敬されて好かれる……という展開になります。しかし一方で、気をつかわないことで友人との関係が絶たれ、縁が切れるという展開もあります。

実際には、目の前で「見捨てられ不安」が引き金となり白昼夢が展開しているので、気をつかい続けなければ居ても立ってもいられない状態になります。

白昼夢の中でやり取りしていると、現実の相手とのやり取りと乖離しているのを目の当たりにして不安になります。これをくり返していると脳が疲弊して、その結果相手との関係が壊れ、悪夢が現実になってしまいます。

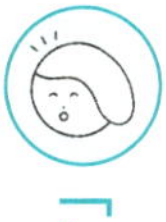

「気づかいの世界が白昼夢だと気づけば快適になります」

「相手はこう思っているに違いないから、こうしてあげよう」

という気づかいが始まったら、

「これは白昼夢なんだ」

と気づくだけで、白昼夢から逃れられます。すると、

「なんだ、気づかいする必要はなかったんだ！」

ということが見えてきて、友人との関係がとても心地よい感じになっていきます。

すると脳の炎症が和らいで、ほかの人への気づかいも減り、自分のために時間を使えるようになっていきます。

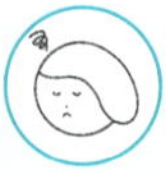

「身近な人の言動にイライラしてばっかりです」

どうでもいい質問をして会議を長引かせる同僚に、

「みんなの話を聞いていればわかることなのに、どうして理解できないの？」

「みんな、会議を早く終わらせたいって思っていることもわからないの？」

とイライラしてしまいます。上司に対しても同じです。

「どうしてもっと効率のいい仕事の振り方をしないのかなー。こんなやり方では効率が悪いだけじゃなくて、ミスを連発するのは明らかなのに。どうして？」

家で、夫が洗濯カゴに泥だらけの服を入れたら、

「子どもと遊んだら、泥を払って入れなきゃ洗濯機が壊れるって、常識でしょ！」

とイラッとしてしまいます。

自分も完璧にできるわけではないけど、どうしてこうもみんな、ちょっと考えたらわかることができないんだろう――イライラが止まらなくなります。

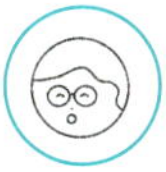

自分を主人公とした劇をつくり出している

「ちょっと考えたらわかるのに、どうしてそんなやり方をするの？」

とイラッとしたら、脳が疲れて白昼夢の世界にいる可能性があります。そうなると、

「どうしてそんなこともわからないの！」

と言いたくなりますが、それは、疲労の元である炎症が脳をデフォルトモードネット

ワークにして、白昼夢に誘い込むからです。

そのとき自分は白昼夢の中にいるとは思っていなくて、客観的に相手の気持ちを考えていると思い込んでいます。でも、

「同僚は目立とうとして、わざと下手な質問をして会議を引き延ばしている」

というように、同僚の気持ちがわかったつもりでいるのです。もうひとつ、

「会議中に話を聞いていれば、そんな質問をする必要はない」

と思っているのは、

「自分がわかっているから、相手もわかっているはず」

という論理です。**夢の中に出てくる登場人物は、自分がつくり出しているので、聞く力も理解力も自分と同レベルになっています。**

白昼夢でつくり出している人物は、すべて自分の分身なので、「わかるはず」「そんなの常識だ」になってしまいます。自分の常識がみんなの常識とは限らないのに、「常識でしょ」と言うのは、白昼夢の中の自分がつくり出した世界にみんながいるからです。

例えば、白昼夢の中で上司の気持ちを考えているときは、外見は上司ですが中身は自分の分身だから、

「どうしてそんな効率の悪いことをさせるの？」

「上司は部下が業績を上げて出世しないように、効率の悪い仕事を押しつけている」

というように、気持ちが手に取るようにわかってしまう。でも、それらはすべて、自作自演で自分が悲劇のヒロインになるように設定されているのです。

そして、相手にイラッとすることでホルモンを分泌させ、脳内の炎症を鎮めようとしています。そうすれば、認知機能が上がって、「自分のほうが優れている」という感覚になるわけです。

ただし、その状態を保つためには、白昼夢で間抜けなキャラクターをたくさんつくり出して、イラッとし続けなければならなくなります。

これを続けているとホルモンが効かなくなり、脳が炎症だらけになり、白昼夢の中から出てこられなくなってしまいます。

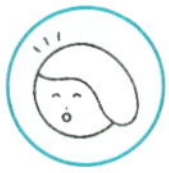

「頭の中の登場人物はみんな自分の分身なんです」

このような人は、**人に対してイラッとしたときに、**

「あ、私の分身をつくっている」と思ってみると、白昼夢から現実の世界に戻ってこられます。

身近な人にイライラを感じたときって、脳内では、「できるはず／やらない」「わかるはず／わからない」という葛藤が起きています。その葛藤が〈後帯状皮質〉を活発にして白昼夢へと誘います。

この葛藤は自分基準から生まれるものなので、イラッとしたときに「私の分身をつくっている」と思うだけで、その葛藤を打ち消すことができるのです。

葛藤がなくなると、白昼夢の世界から抜け出すことができて、

「この人って、私と違うからわからなくていいんだ」

「〇〇なんて、できなくてもいいんだ」

という現実の世界が見えてきます。

白昼夢の世界が許せないのは、登場人物が自分の分身だからです。現実の世界では「自分とは違う」という認識になるから、イライラから解放されて脳の炎症がどんどん減っていき、楽しい現実的な生活が送れるようになります。

第5章

脳を癒やしてあげよう

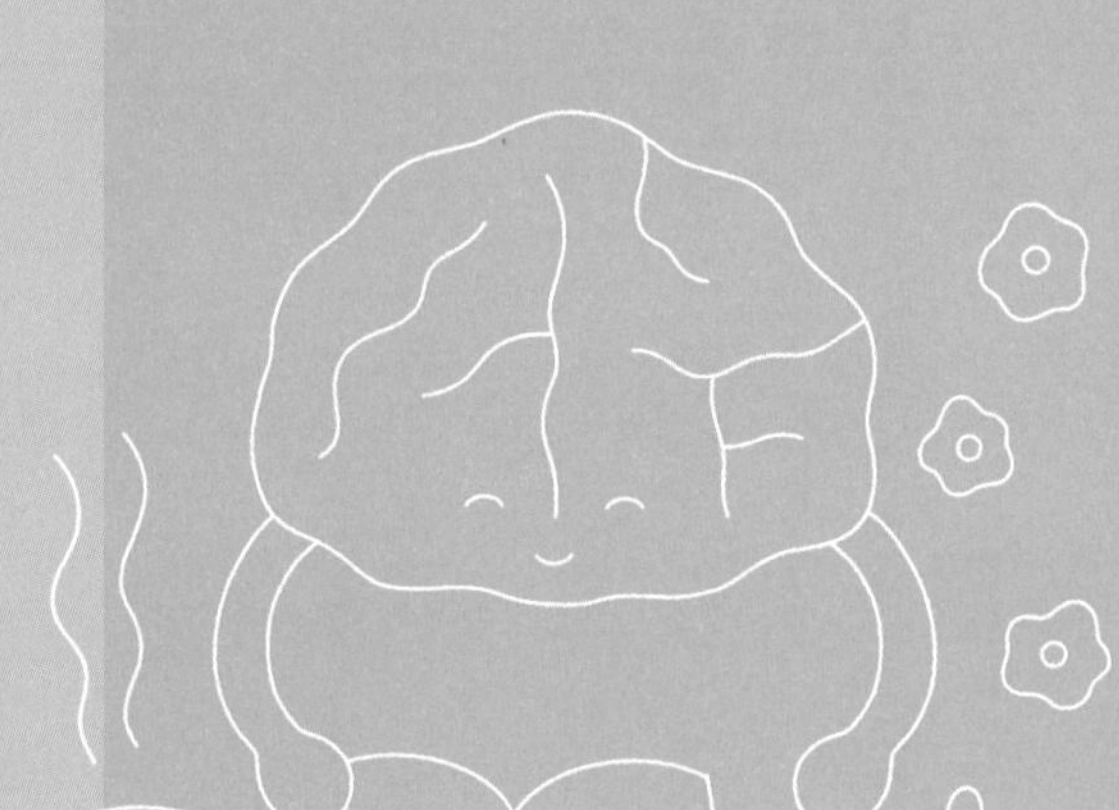

疲れている脳が癒やされるメリットは大きい

人間関係から来る問題が消えてなくなる

ここまで、脳が疲れると自分もまわりの人も、散々な目にあう実態をお話ししてきました。逆に、**脳が癒やされると、こんなにいいことがある**というまとめをしておきます。

・人の気持ちや評価が気にならなくなります。
・人の表情が気になり、そこから相手の気持ちを考えていた状態がなくなります。
・相手に振り回されることがなくなり、自由に動けるようになります。
・自分がしたいことがわかるようになり、ためらわずに実行できるようになります。
・フットワークがよくなって、やりたいことに挑戦できるようになります。

・自分が思っていたのと違う結果になっても、後悔しなくなります。

そう、脳が癒やされると、後悔とか反省がなくなって、失敗から学習していく楽しみが感じられるようになるのです。

反省やダメ出しをしていたときは同じ失敗をくり返していたのに、それをやめると同じ失敗をしなくなるのは、脳が癒やされて学習能力が上がっていくからです。

いろいろなことに挑戦して学習していくと、定期的にバージョンアップが行われ、「古い自分よ、さようなら」となり、それまで見えなかった世界が見えるようになり、わからなかったことがわかるようになります。

そして、脳が癒やされて自分をバージョンアップするたびに、それにふさわしい人と出会うことができ、その人に刺激されてさらに学習が進み、さらなるバージョンアップがなされ、あらゆるしがらみから自由になります。

健康、自由、楽しい生活が手に入る

そうこうしているうちに、それまであった身体的な不調からも解放されて体も軽くなっていくのは、健康的な生活が送れるようになったからです。

脳が癒やされると、どんなにがんばってもできなかった健康的な食事や運動ができるようになり、不健康なものを摂取したくなくなります。

また、自分を不快な気分にさせる人も眼中に入らなくなるので、その人たちと関わることもなくなります。以前だったら「かわいそう」とか「なんとかしてあげなきゃ」などと哀れんだり罪悪感を持って関わっていたりしたのがなくなり、健康な生活を保てるようになるのです。

すると、本当にしたかったことができるようになり、子どもの頃から描いていた夢が実現されるようになって人生が楽しくなるのです。

これまで疲れや不自由を感じていた、人間関係に縛られていたことは、すべて脳の疲れのせいだったことがわかれば、脳を休ませてあげる生活を最優先にして、さらなる自由を手に入れることができるのです。

ぼんやり過ごして頭をリセットしよう

怒りを感じたときは脳の疲れに気づいてあげよう

頭の中に自分以外の人が登場して、その人とやり取りをしているときは、脳が疲れている証拠。登場する人数と頻度は、炎症の重症度を表しているようなものです。

家族に苛立ちを感じたとき、会社で理不尽な場面に出くわしたとき、通勤電車で失礼な人を見たときは、怒りのネタを探して頭の中で怒ってホルモンを分泌させることで炎症を鎮めようとしているのです。

そのとき「脳内で炎症が起きて疲れている」と気づいたら、一人の時間をつくり、アロマテラピーの香りなどでリラックスして脳を癒やしてあげましょう。

最近「認知症も脳の炎症である」という研究報告が発表されました。その原因のひとつは、認知機能が低下すると嗅覚に問題が起きて、香りを感じにくくなるというもの。

もうひとつは、鼻の奥の嗅球という細胞で脳に炎症を起こすタンパク質がつくられるというものです。

アロマが脳の興奮を静め、疲れを癒やしてくれる

頭の中で人の気持ちを想像したり、人とのやり取りを振り返ったり、相手と戦ったりするのは、脳が疲れて認知機能が低下し、脳の神経が興奮し続けて起こる現象です。

そんなときに心地よい匂いを感じてリラックスできるアロマテラピーを活用すると、嗅覚が戻り、脳内の興奮が静まって炎症が治っていきます。

嗅覚が失われると、脳の細胞が興奮して炎症することで認知機能が低下します。そこでアロマテラピーで嗅覚の感度を研ぎ澄まし、脳の興奮を静めて炎症を減らせば、脳の疲れを癒やすことができるのです。

「アロマを使ったら見事に生き返りました」

Aさんは、職場でいつも同僚や上司の表情を読んでしまい、

「私って、給料分働いていないって思われているのかなあ？」

とドキドキしていました。頭の中では、

「こんなにがんばっているのに、どうしてみんなわかってくれないんだ！」

と怒っています。家でも同じで、

「仕事で疲れて帰ってきて、食事の用意も大変なのに、家族はちっともわかってくれない。どうせ、私は外でたいした仕事もしていないから、家事も全部やって当然だと思っているんでしょ！」

　そう思ったら悔しくて仕方がありません。そんなときに、

「これって脳が疲れているのかも？」

と人の気持ちを想像して頭の中で戦っているから脳が疲れるんだと気がつきます。

　そこでAさんは、〝香り療法〟をやってみることにしました。

　家族が寝静まってから、ラベンダーのエッセンシャルオイルを一滴、小さなお皿に

たらして、その前に座って6分間のタイマーをセットします。

香りを求めて呼吸を続けていると、匂いが感じられるようになって、ちょっと嬉しくなります。脳の疲れが癒やされ、不思議と肩の力が抜けていき、心地よい眠気を感じるようになっていきます。

眠れたときは、これまでとはちょっと違う夢を見ます。次の日の夜も同じようにセットして、目を閉じてみると、

「おー、昨日よりも匂いがちゃんと感じられるようになっている！」

と感動してしまいます。これをくり返していたら、いつの間にか職場で人の不快な表情に注目しなくなっていることに気づきました。

家でも、夫が皿洗いなどに協力してくれるようになりました。

「脳の疲れが癒やされると、こんなにも現実が違ってくるんだ」

Aさんは感動して、脳の疲れを取る習慣をもっと続けてみようと思いました。

脳を癒やしてくれるアロマテラピーの精油

●ラベンダー

鎮静作用とリラクゼーション効果があり、ストレスを和らげる効果が高いとされています。ストレスが軽減されると、脳内の炎症が減る可能性があります。

●ローズマリー

脳の活性化や認知機能の向上が期待される一方、リラックス効果もあります。脳をリフレッシュしつつ、炎症を抑える可能性があります。

●カモミール

鎮静作用と抗炎症作用があるといわれ、とくにストレスや不安によって引き起こされる脳内の炎症を和らげるのに役立つといわれています。

●ベルガモット

抗不安作用があり、ストレスホルモンであるコルチゾールのレベルを下げる可能性があります。これによって間接的に脳の炎症を抑えることが期待できます。

●フランキンセンス

伝統的に瞑想や精神的な安定に使われていて、脳の炎症やストレス反応を抑制する効果があるとされています。

- これら以外にも種類があります。植物から採取されるピュアな精油（エッセンシャルオイル）を使って、6分間のタイマーをかけ、アロマの香りに集中します。
- タイマーをセットするのは、いちいち時計を確認しないでアロマに集中するためです。
- このときに呼吸を整える必要はありません。自然な呼吸で鼻から入ってくるアロマの香りを確かめるだけで、脳の炎症が鎮まって脳の疲れが癒やされていきます。

毎日が忙しくても合間に読書時間を挟もう

読書には大きなリラックス効果がある

ハードワークの生活を送っていると、脳がずっと興奮した状態になるので、炎症が起きて脳が疲れてしまいます。そんなとき、作業の合間に読書時間を挟むと炎症が鎮まり、脳の疲れが癒やされていきます。

仕組みは簡単で、ハードワークをしていると戦闘モードの〈扁桃体〉の興奮がおさまらなくなります。神経が興奮し続けると、脳内に炎症が発生して疲れてしまいます。

脳内に炎症が起きると戦闘モードの神経の興奮がさらに激しくなるので、

「まわりの人にイライラする！」

「なんで思いどおりに仕事が進まないんだ！」

という具合に、イライラや不満がどんどん出てきて、脳が休まらなくなります。

この状態では、休憩を取っても何かを食べて気分転換しようとしても、脳の興奮はおさまらないので、炎症が広がって疲れがどんどん蓄積してしまうのです。

そういうときは、**タイマーをセットして本を読むようにしてみます。**作業の合間に10分間ぐらい読書するのです。すると、

「仕事をしたくないのに、しなくてはいけない」

という脳の興奮に対して、

「仕事をしなくてもいい」

という抑制をかけることになるので脳の興奮が静まり、炎症が減って脳が休まります。


できれば、電子書籍より紙の本をおすすめするのは、紙の本には匂いがあり、リラックス効果があるからです。

読書の効果は本のジャンルで違ってくる

本を読むことの効果を、次ページ以下に、ジャンル別にまとめてみました。

読書のジャンル別効果

西洋文学の効果

西洋文学には、複雑な人間関係や感情、人生の哲学が描かれています。これを読むことで以下の効果が期待できます。

- **感情のカタルシス**
  西洋文学では、登場人物が困難な状況や感情の葛藤に直面するシーンが多く描かれます。これに共感しながら疑似体験することで、読者は感情を解放し、心のデトックスができます。このカタルシス効果が脳の〈扁桃体〉を静め、過剰なストレス反応を抑制します。結果として、脳内の炎症を和らげてくれます。
- **自己反省と内省**
  クラシック文学には自己の内面や人間の本質を考えさせるものが多く、自己理解を深める機会を提供してくれます。これによりデフォルトモードネットワークの過剰な働きを抑え、ストレスを軽減させ、脳の疲れを取り除くことができます。
- **リラックスと集中**
  長編で内容が深い西洋文学は、ゆっくりとしたペースで読むことが多く、リラックスした状態での読書に最適です。読書中は脳が集中力を使う一方で、外界のストレスから解放されるため、脳内の炎症を減らすことになります。

ＳＦの効果

ＳＦ（サイエンスフィクション）では、未来の世界や技術、未知の宇宙、異星人など、現実から離れた世界が描かれます。これにより、脳に以下の効果をもたらします。

- **想像力の刺激**
  ＳＦは現実世界からかけ離れた異次元や未来を描くため、読者は想像力を駆使して物語を追います。この想像力の働きは脳にポジティブな刺激を与え認知機能を活性化させるため、炎症を抑える効果があります。

- **現実からの脱却**
  ＳＦは読者を現実世界のストレスから解放し、別の世界に没入させる力があります。ストレスや不安から離れた状態をつくることは、脳の過度な興奮を抑え、炎症を和らげます。
- **好奇心と脳の報酬系の活性化**
  ＳＦ作品を読むと、未知のアイデアや科学的な概念に触れ、脳の報酬系を活性化させます。これによりドーパミンが分泌され、脳内のストレスホルモンのバランスを整え、炎症を減らします。

ミステリーの効果

ミステリー作品は謎解きや推理を中心に展開され、脳を鋭敏に保つ効果があります。これにより、脳に以下の効果をもたらします。

- **論理的思考と集中力の向上**
  読者は登場人物や事件の伏線に注意を払い、論理的な推理を働かせながらストーリーを追います。これにより、〈前頭前野〉の働きが強化され、感情の不安定さを制御するため、脳の炎症を抑制します。
- **ドーパミンの分泌**
  謎が解けた瞬間や予想が的中したときに脳内でドーパミンが分泌され、快感をもたらします。これによりストレスが軽減され、脳内の炎症を和らげます。
- **不安や恐怖のコントロール**
  ミステリーは緊張感を伴うため、恐怖や不安を感じる〈扁桃体〉を適度に刺激します。しかし、物語の進行によってこれらの緊張が解かれるため、結果として恐怖の感情が適切に処理され、脳が落ち着きを取り戻します。これが脳内の炎症を抑制します。

ファンタジーの効果

ファンタジー作品では、魔法や異世界の冒険が描かれることが多く、日常の枠を超えた世界へと読者を誘います。これにより、以下の効果をもたらします。

- **ストレスの解放と想像力の拡大**
  ファンタジーは現実からの解放感を提供し、ストレスを感じにくくするため、脳が休まりやすくなります。この世界に没入することで脳がリフレッシュし、過剰な炎症を抑えます。

- **新しい視点を得る**

  現実世界ではありえない価値観やルールが描かれるため、読者はその中で新しい視点を得られます。この視点は脳を刺激し認知的柔軟性を高めるため、炎症を軽減させます。

ノンフィクションの効果

ノンフィクションは事実や現実に基づいた内容を提供し、知識を深めると同時に脳の活性化を促進します。また、ストレスを軽減し脳の炎症を和らげます。これにより脳に以下の効果をもたらします。

- **現実への洞察と安心感**

  ノンフィクションは実際に起きた出来事や科学、歴史、自己啓発などを題材にするため、読者は現実的な問題や人生の洞察を得られます。このことで不安感や不確実さが軽減され、脳内のストレスホルモンのレベルが下がり、脳内の炎症が和らぎます。

- **知識の習得で脳をリフレッシュ**

  ノンフィクションでは、科学的な発見や実生活に応用できる知識を学べます。脳に新しい情報をインプットすることは、記憶と学習に関与する〈海馬〉を活性化させ、炎症によってダメージを受けた認知機能を回復させる効果があります。新しい事実や知識を得ることは脳の成長や適応力を向上させ、炎症の回復を促します。

- **問題解決や自己改善を通じたストレス緩和**

  自己啓発書や実用書を読むことで、読者は自分の問題解決に役立つ知識やヒントを得られます。これにより現実世界で直面する課題への不安が軽減され、脳のストレスが減少します。具体的な行動計画やライフスタイルの改善方法が提供されることで、脳が「解決策がある」と安心し、過剰な炎症反応を抑えます。

- **インスピレーションとモチベーション**

  実在の成功者や困難を乗り越えた人々の話を読むことで、読者は自分の目標や夢を再確認し、モチベーションを高められます。このようなポジティブな感情の活性化は、脳の報酬系にドーパミンを促し、脳内のストレス反応を減らして炎症を軽減します。

歴史物の効果

歴史書や歴史を題材にした本は、過去の出来事や文化を深く掘り下げることで、現代社会や自分の立場に対する新しい視点を提供します。

- **過去の出来事から学ぶことで不安を軽減**
  歴史書を読むことで、読者は過去の困難や混乱を乗り越えてきた社会や個人の物語を知ることができます。この視点を得ることで、自分の現状や不安を過去の大きな流れの中に位置づけることができ、自分の問題が小さく感じられるようになります。これにより脳内で過剰に反応していた〈扁桃体〉が静まり、炎症を抑えます。
- **時間の感覚を広げてリラックス**
  歴史書を読むことは、短期的な問題から解放され、長期的な視点で物事を見る訓練になります。現代社会のスピードやプレッシャーから離れ、長い歴史の流れを振り返ることで深いリラックス感を得られ、脳内のストレスホルモンが減少し、炎症が軽減されます。
- **文化や人間の多様性の学びで脳を活性化**
  歴史物は、異なる時代や文化、人物について学ぶことができ、脳の多様性の理解力を高めます。新しい文化や価値観を学ぶことで、脳の神経ネットワークが強化され、ストレスを乗り越える柔軟性が生まれます。この柔軟性が脳内の炎症を抑えます。
- **歴史上の人物や出来事を通じた共感と感情のカタルシス**
  歴史的な出来事や偉人の苦悩や勝利を通じて、読者は共感し、感情的な解放（カタルシス）を体験します。これは、脳の〈扁桃体〉の過剰な活動を抑え、ストレスや不安から解放します。また、脳内のオキシトシンなどの「幸福ホルモン」の分泌を促し、炎症を和らげます。
- **学びの楽しみと認知機能の向上**
  歴史を知ることは知識を増やすだけでなく、脳の認知機能を強化する訓練になります。複雑な出来事や背景を理解するために脳が働き、脳内の神経回路が強化されます。これによりストレス耐性が向上し、脳の炎症が減少します。

「仕事と職場の悩みがなくなりました」

Bさんは、仕事モードになると就寝後も仕事のことを考えるようになり、頭から離れなくなっていました。

家族や気の合う友人と会っているときだけはストレスの逃げ場になるのですが、すぐにストレスがいっぱいになってしまいます。

そうなると、まずは職場の人にイライラしてきます。職場の人のイヤなところが目につき、それが頭から離れなくなり、出社するのが苦痛になってしまうのです。しまいにはお客さんの言動まで不快になって、もうすべてから逃れたいという気持ちになって、カウンセラーに相談しました。

相談しているうちにBさんは、

「ストレスで頭がいっぱいになるって、脳の炎症が原因なんだ」

と驚きます。そして、仕事のことばかり考えて脳を酷使してしまうと炎症が起きて、それが処理されないからだと聞いて、

「それはちょっとわかる気がする」

と納得します。でも、一旦仕事モードに入ってしまうと、そこから抜けられなくなって、仕事のことしか考えられなくなってしまうので、

「仕事の合間にミステリー小説を読んでみよう」

ということにしました。50分仕事をしたら10分休憩して、ミステリー小説を開いて読むのです。

すると、それまではチームのメンバーやお客さんにメールを書く段になると、頭の中がグルグルして、なかなか進まなかったのですが、

「あれ？　あまり考えなくてもメールがすらすら書ける。本が読みたくてイヤな仕事をさっさと終わらせようとしたからかな？」

と思ったのですが、明らかに人のことが気にならなくなり、仕事に集中できるようになっていたのです。

「本を読んで脳を休めることで、炎症が減ったんだ」

ミステリー小説を読む楽しみができた上に集中力が持続するようになって、会社の人に振り回されずに自由に行動でき、仕事がラクになったのです。

読書以外にもリラックス法はたくさんある

とにかく好きなことをするのがいちばんいい

脳が疲れているときは「仕事をやらなければいけない／仕事をしたくない」の葛藤が起きるので、脳の興奮が静まりません。脳を静めるには「仕事をしなくてもいい」という抑制が必要なのです。

でも、脳が疲れた状態だと抑制ができず、「仕事をしたくないのにしなければいけない」という状況になり、脳が興奮したまま炎症が発生し、ますます疲れてしまいます。

そのときに**「好きなことをやる」時間をつくると、脳の炎症を鎮められます。これは「仕事をしなくていい」のと同じで、脳の興奮を抑制するからです。**そうすれば余裕時間が増え、脳の興奮を適度に静められ、炎症が減り、脳の疲れが癒やされます。

そこで、**好きなことをやるスケジュールを決めてしまいます。例えば、「朝、出勤の1時間前に、近くのカフェでタブレットを使って絵を描く」など1日1回、1時間は好きなことをやるように設定します。**

本来なら朝起きたときから「仕事をしたくないのにしなければいけない」という葛藤で脳が興奮状態になり、炎症が発生して疲れてしまいます。

それが「好きな絵を描く時間」に替わるので、「仕事をしなくてもいい」という抑制が働き、炎症が減り、カフェで絵を描いていたら頭がスッキリした、という流れに置き換わり、脳の疲れが癒やされていきます。

好きなことをする時間を、お昼に40分設定することもできます。昼食時間に近くの公園でランチを食べながら好きな音楽を聴くようにすれば、その時間が楽しみになり、「仕事をしなくてもいい」の抑制が仕事中でもかかるので、脳の疲れが軽減して仕事がさくさく進みます。

そんな短い時間を有効利用するリラックス法を次に表にまとめておきます。

短時間活用のリラックス法

▼自然散策

自然の中を歩く、山をハイキングする、海を眺めるといった活動は、副交感神経を優位にし、脳の炎症を抑える効果があります。

▼音楽鑑賞・演奏／美術鑑賞・創作

芸術はリラックス効果が高く、脳の炎症を和らげ、気分を向上させるのに役立ちます。

- **瞑想とマインドフルネス効果**
  呼吸を整え、今この瞬間に集中することで、脳の神経ネットワークを再調整し、炎症を減らす効果があります。
- **創造性の向上**
  創造的な活動は脳に心地よい刺激を与え炎症を減少させます。

▼パズル

パズルを解くことは、脳にとって効果的なエクササイズです。

- **集中力と記憶力の向上**
  パズルは、脳の〈前頭前野〉を活性化し、集中力や記憶力を鍛えるのに役立ちます。これにより、認知機能が向上し、脳が炎症状態から回復しやすくなります。
- **問題解決力の向上**
  パズルを解くことは、問題解決力を養い、脳内でストレスを感じたときに適切に処理する力を強化します。これにより、ストレスホルモンが減少し、脳の疲れが軽減されます。
- **マインドフルネス効果**
  パズルに取り組むことで、現在のタスクに没頭し、雑念やネガティブな感情から解放されることができます。この没頭状態が炎症を抑えるため、脳がリフレッシュされます。

▼俳句

俳句や詩作は、短い言葉で感情や風景を表現する芸術的な活動です。

- **感情の調整とリラクゼーション**
  俳句をつくると、自然や日常の一瞬を意識することになり、感情を落ち着かせ、リラックスした気分を生み出します。この静かな内省は、脳の興奮を抑え炎症を和らげます。

- **内省とマインドフルネス効果**
  俳句は自然や自分の心情を短い形式で表現するため、内面に目を向ける機会を与えます。これにより、感情を整理し、脳の炎症が鎮まる効果があります。
- **創造性と集中力の向上**
  俳句は限られた言葉で表現するため、脳をクリエイティブに使います。集中力が高まり、よけいな考えが抑えられるので、脳がリフレッシュされます。

▼小説の執筆

物語を書くことは、感情を整理し、脳に健全な刺激を与えます。

- **自己表現と感情のカタルシス**
  小説を書くことで、日常で溜まった感情やストレスを表現して解放できます。とくに感情的な解放（カタルシス）は、脳内のストレス反応を減少させ、炎症を抑える効果があります。
- **創造性と集中力の向上**
  創作活動は脳の創造力を刺激し、とくに〈前頭前野〉の活性化につながります。集中力を高めることで、外部からのストレスが軽減され、脳内の炎症を減少させます。
- **ストーリーテリングの力**
  物語をつくる行為は、複雑な物語構成や登場人物の感情を扱うため、脳の論理的思考や共感能力を強化します。これがストレスを軽減し、脳を健全な状態に保ちます。

▼プラモデル

プラモデルやＤＩＹプロジェクトは、手を動かしながら脳を使う活動です。

- **手先の器用さと集中力の強化**
  プラモデルを組み立てる作業は、細かい手作業を必要とし、脳の注意力や集中力を鍛えます。この集中した状態が、脳の過剰なストレス反応を抑え、炎症を和らげます。
- **達成感とリラクゼーション**
  プラモデルを完成させることで、達成感を得られ、脳内でドーパミンが分泌されます。これがリラックス効果を生み、ストレスを軽減します。

・マインドフルネスと没入感
プラモデルを組み立てる時間はマインドフルな状態をつくり出し、外界のストレスから解放するため、脳の疲れを取る効果があります。

▼囲碁・将棋・チェス
囲碁、将棋、チェスのような戦略ゲームは、論理的思考力と計画能力を刺激します。

・〈前頭前野〉の活性化
先を見越した計画を立て、論理的に思考するため、脳の〈前頭前野〉を鍛えます。これがストレスホルモンを抑え、炎症の発生を防ぐのに役立ちます。

・勝負のスリルと集中力
対戦相手との緊張感や勝利の喜びは、脳に適度な刺激を与え、集中力を高めます。脳が集中している間、ストレスや不安は抑えられ、脳の炎症も減少します。

・冷静な意思決定
将棋ならどの駒をどう動かすかといった判断を冷静に下すことで、〈扁桃体〉の過剰な反応を抑え、理性的な脳の働きを活発化させます。これにより脳のリラックスが促進されます。

▼料理や手作りの創作活動
料理や手作りの作業も、脳をリフレッシュさせ、炎症を抑える効果があります。

・感覚の刺激
料理をつくるときは視覚、嗅覚、触覚を使い、五感が刺激されます。これが脳全体にポジティブな影響を与え、炎症を抑える効果があります。

・達成感と満足感
料理を完成させたり、手作りの作品をつくり上げたりすることで達成感が得られ、脳内で快感ホルモン（ドーパミン）が分泌され、リラックス効果が生まれます。

・創造性とリラクゼーション
料理や手作りには創造的な要素が含まれており、つくり上げる過程が心地よいリズムを生み出します。これが脳をリラックスさせ、炎症を抑えるのに役立ちます。

「好きなことを好きな時間にやれるようになりました」

Cさんは、仕事も家のこともやらなければならず、かなり疲れていました。たまにマッサージにもかかるのですが、「バキバキですね」と言われながらほぐしてもらっても、すぐにまた疲れてしまう。そんなくり返しでした。

夫は家事を助けてくれず、家計面から自分はフルで働かなければならない。休む暇がなくて、このままだとボロ雑巾のようになって、会社からも捨てられてしまうのではないかと不安が湧いてきます。

仕事は一生懸命やっているのですが、発展性のないことをくり返している気になり、「このままではダメなのではないか？」と焦ってしまいます。身も心も疲れ、どうすることもできません。

そんなCさんが、カウンセラーに相談したところ、「この体がバキバキなのって、脳の炎症からきているの⁉」とショックを受けてしまいます。ずっと自分のせいだと思っていたので、「仕事も家事もしたくないけど、しなければ」

という義務感で脳を興奮させ、炎症が起き、それが体バキバキの原因になっているなんて思いもしませんでした。

そこでCさんは、好きなことをする時間をつくることにしたのです。学生時代に小説を書いてみたかったことを思い出し、

「仕事に行く前に1時間、喫茶店で小説を書く」

という計画を立てました。毎朝、出勤前に喫茶店に立ち寄り、ワクワクしながらタブレットを開いて小説のプロットを書いていると、楽しくなってきます。

すると、仕事中も頭がスッキリして作業効率が上がり、隙間時間には小説のことを考えるようになりました。「余裕だね」と、自分でも驚いてしまいます。家事もあっという間に終わるので、「脳の炎症がないってすごいんだ」と嬉しくなります。

Cさんは毎日、好きなことを好きな時間にして、それを少しずつ増やしていったらいつの間にか体のバキバキから解放され、夜もぐっすり眠れるようになったのです。

会社でもアイデアがたくさん浮かんできて、楽しく仕事ができるようになりました。今では好きなことをする時間の大切さを実感しています。

平日のランチはいつものお店でほっこり過ごそう

「平日のランチはいつものお店でほっこり過ごす」というルーティンをこなそうと意思決定することは、〈前頭前野〉を鍛え、脳の疲れを癒やします。

また〈前頭前野〉は感情も制御するので、鍛えるほど〈扁桃体〉を制御することができます。

これで炎症が治っていき、白昼夢のスイッチを入れなくなるので、脳のエネルギーは消耗されず、頭がスッキリするわけです。

いつものお店でほっこり過ごすのはたわいのないことのようでいて、実際は感情を制御する〈前頭前野〉を鍛えることになり、脳の炎症が和らいで脳は癒やされます。

「気づかいをやめたら好きなことができるようになりました」

Dさんは、一見、マイペースで人のことはあまり考えていないように見えて、実際はいつも人が気づかないところにも注意を払っています。

　職場の人からランチに誘われると一瞬迷うけど、「いいよ！」と一緒に出かけ、店の人には同じメニューのほうが手間がかからないと考えて、「私も同じもの」と注文してしまいます。でも料理が出てから、「あっちにすればよかった」と後悔してしまうのです。

　ランチタイムなのに頭が休まらず、仕事に集中できず時間がすぎてしまう。家でも家族を気づかって、ますます疲れが溜まる。

　何もかも投げ出したくなってしまい、Dさんはあるとき**「感情を制御する脳を鍛えれば疲れなくなる」**という話を耳にします。自分は気づかいで疲れるのだと思っていたのですが、

「疲労感って、イライラとか不満や先行きの不安からきているのか。平日のランチはいつものお店でほっこり過ごせば、脳が癒やされるのかも」

と、とりあえず昼食は職場から少し離れたところで、時間をずらして一人で早めに取るようにしたのです。早めにと思うと仕事が効率よく進み、しかも誰かと一緒ではないので、まわりへの気づかいがいらなくなります。

温かい器を両手で持つと、頭の中が穏やかになっていきます。いつもだったら店員さんの気持ちを考えて、笑顔を振りまいてしまうのに、それをしなくなっている自分に、ちょっと嬉しくなります。

月～金でそれをくり返していると、職場でもボーッとしなくなり、集中力が出て短時間で作業が終わるようになりました。人への気づかいもなくなったので、「なんだかやることがないからヒマ」という感覚です。

気づかいばかりで忙しかったのが落ち着いたのは、感情を制御する〈前頭前野〉が鍛えられたからです。Dさんの脳は癒やされ、自分がしたいことを考える余裕ができて、そこに向けて行動できるようになりました。

買うものを定番化して手間ひまをかけない

アップル創業者のスティーブ・ジョブズは、いつも同じ服を着ていました。理由は、大げさにいえば意思決定の簡略化とストレス軽減のためです。服を選ぶときは、見え方を考えるものです。

意思決定する〈後帯状皮質〉が活発になると脳が疲れて白昼夢に入り、人の気持ちをあれこれ想像してエネルギーを消耗します。自分ではそんなにエネルギーを使っていないと思っているのですが、じつは脳がデフォルトモードネットワークになっているので、ものすごく消耗するのです。

そこで定番のコーディネートにすると、〈後帯状皮質〉を使わずにすみ、決めたことを実行するだけなので、〈前頭前野〉が鍛えられて感情を適切に制御し、脳の炎症が和らいで癒やされます。

そして服を買うのを控えれば、「服を買いたい」という脳の興奮が静まり、炎症が起きなくなります。そのことがさらに〈前頭前野〉を鍛えるので、ますます炎症が起きなくなって脳が癒やされていくのです。好循環です。

人は外見で判断する傾向があります。

「仕事ができるように見られたいから、ブランド物の服を着よう」とすると、それを見た人が嫉妬して不快感をいだくこともあります。それはイヤだからローブランドの服を着ていこうとすると、今度は見下されることになります。

そこであらかじめコーディネートを決めてしまえば、まわりの人たちの不快な感情を受けなくなるので、脳は炎症しないですみます。

こうして脳が癒やされていくと集中力が増し、やりたいことに没頭できるので、達成感が得られます。そうすると自己肯定感が高まり、決めたコーディネートを自信を持って着ることができ、ますます迷いがない状態になります。

「型を決めたら自己肯定感が高まりました」

Eさんは子どもの頃、好きな服を着ようとすると、母親から、

「みっともない」

「ほかの子から笑われるわよ」

とダメ出しされて、イヤな思いをしていました。

親から独立してやっと自分らしい格好ができると思っていたら、職場の先輩から、

「その服装、ちょっと子どもっぽいんじゃない？」

と言われ、落ち着いた服を着て出社すると今度は、

「就職活動の学生さんみたい」

と言われる始末。

その後は、イヤミを言われないように服を調べて買うようにしていたのですが、どれも自分に似合っていないようで、服選びが楽しくなくなりました。

そうなると仕事も楽しくなくなり、集中もできず、転職のことばかり考えてしまいます。今の職場にいても希望が見えず、出勤前から苦痛の毎日でした。

そんなときに脳のメカニズムの話を知ったEさんは、

「服のことで気分が落ち込むのは、脳に問題が起きているからなのかも」

と気づきました。服を選べないのは自分が優柔不断で怠け者だからと思っていたので、気が楽になりました。そして「新しい服は買わない」「コーディネートを決めてしまう」ことを試してみることにしたのです。

自分のスタイルを決めてしまうと、ネットでセール品を検索する時間が節約でき、洋服選びに迷うこともないので、朝の時間帯に余裕ができます。

また、職場の先輩の顔が浮かんで不快な思いをしていたのがなくなって、スッキリ気分で職場に向かうことができます。

職場では先輩から、

「あなた、また同じ服？」

と言われますが、決めたコーディネートなので気になりません。まわりの反応が気にならなくなると、頭がクリアになって仕事に集中できて楽しくなります。Eさんは、

「私ってこんなに仕事ができるんだ！」

と自己肯定感が上がっていき、ステップアップの準備を着々と進めています。そして、まわりから羨ましがられる存在へと変わっていったのです。

ジョギングなどで毎日少しでも体を動かそう

脳はジョギングやエクササイズをストレスとして認識します。このストレスを軽くするために体を適度に動かすと、幸福ホルモンであるエンドルフィンや、気分をリラックスさせるエンドカンナビノイドが分泌されます。後者は「ランナーズハイ」という幸福感を生み出します。

脳が疲れると、脳内に炎症が起きて苦痛を感じます。苦痛を感じるほど炎症がひど

くなって、脳の疲労が取れなくなります。そこでジョギングなどをして、脳に幸福ホルモンを分泌させると苦痛が緩和するので、炎症が治り脳の疲労が和らぎます。

仕事で疲れてジョギングなんてできないというのは、まさに脳が炎症で苦痛を感じている状態です。逆に苦痛を感じているときに、ジョギングなどの身体的なストレスをかければ、幸福ホルモンがすぐに分泌されて「頭がスッキリした！」となります。

脳で炎症が起きると、免疫細胞が炎症部分の正常な細胞も攻撃してしまうので、脳のダメージがひどくなります。そんなときにエンドカンナビノイドが分泌されると、炎症を攻撃する免疫細胞を適切に制御してくれるので、脳が癒やされていくのです。

わかりやすく説明すると、こうなります。

「仕事で失敗した！」というダメージで脳に炎症が起き、自分を責めてしまうのが自己免疫の役割。自分を責めて攻撃すると炎症はひどくなり、もっと責めてしまい、脳に大きなダメージを与えてしまいます。

そんなときに「ランナーズハイ」のホルモンが分泌されると、

「まあ、そんなに自分を責めなくてもいいか。なるようになるさ」

と自分やまわりを責めなくなるから、脳の炎症はどんどん減って癒やされていきます。

脳の疲労を感じているときに、脳の炎症を鎮めて癒やすジョギングなどの運動をすると気持ちがラクになって楽しくなるわけです。

●「毎日運動していたら頭が冴えてきました」

Ｆさんは仕事や家事に追われて、時間的にも気持ち的にも余裕がない日々でした。仕事中に話しかけられたり仕事を頼まれたりすると混乱してしまい、集中力が切れて仕事が予定時間内に終わらず、ストレスが溜まる一方です。だから、朝早くに出社していたのですが、今度はそれを見た同僚から、

「Ｆさんは上司に点数稼ぎをしている」

と陰口を叩かれてイライラしてしまいました。

「あんたたちが仕事中に話しかけてくるから、進まないんだ！」

誰にも理解されない悔しさと怒りを抱え、追い詰められていたのです。

家では自分のスケジュールを決めているのに、家族がよけいなことをするので、それに時間が取られて就寝が遅くなっていました。睡眠時間が削られ、朝は早起きして

家事をすませてから誰もいない職場に向かう。そんな生活を送っていたら、

「もうムリ！」と、限界に来てしまったのです。

そんなときFさんは**「脳は運動で癒やすことができる」**という話を聞きました。

職場と家のストレスで体によけいな脂肪がついてしまって、関節も痛いし走れないと思っているのですが、

「苦痛があったほうが幸福ホルモンが出るかも」

と思い直し、思い切って早朝出社をやめてジョギングすることにしたのです。最初は関節が痛かったけど、ある時点から痛みが和らいで走り続けられるようになり、翌日の筋肉痛が少しずつなくなり、決めていた距離を完走できるようになりました。

その達成感が嬉しくて、次の日もという感じで続けていたら、

「あれ？　気分的に余裕が出てきたかも」

となり、同僚のことが気にならなくなっていました。仕事中に話しかけられても適当にあしらうことができ、集中力も途切れず、定時前に仕事を終えることができます。

家でも、家族がやらかしたことを「ま、いいか」と放っておけるようになりました。

「走ると、本当に脳が癒やされるんだ」

と、幸福ホルモンに感謝です。想定外のことが起きても、頭が冴えて心に余裕があるから冷静に対処できて、

「私ってすごいかも！」

と嬉しくなります。そしてもっと自分のための時間を増やして変わっていったのです。

とにかく睡眠時間を増やす努力をしよう

「睡眠で脳が癒やされるなんてわかっている。それができるんだったらもうやってる。睡眠時間が増やせないから困っている。やらなければならないことがたくさんあるのに自分の時間がないから、夜家族が寝静まってやっと自分の時間になる。そこで眠ってしまったら、私の昼間のストレスはどこで解消したらいいの？」

ここでのポイントは、生活に余裕があるかないか。テレビゲームをやっていると「HP（ヒットポイント）」という赤いゲージが出ていて、ダメージを受けるほどパワーのゲージは短くなります。

睡眠を取ればHPは長くなり、取れないと短くなる。その短い状態で仕事に行った

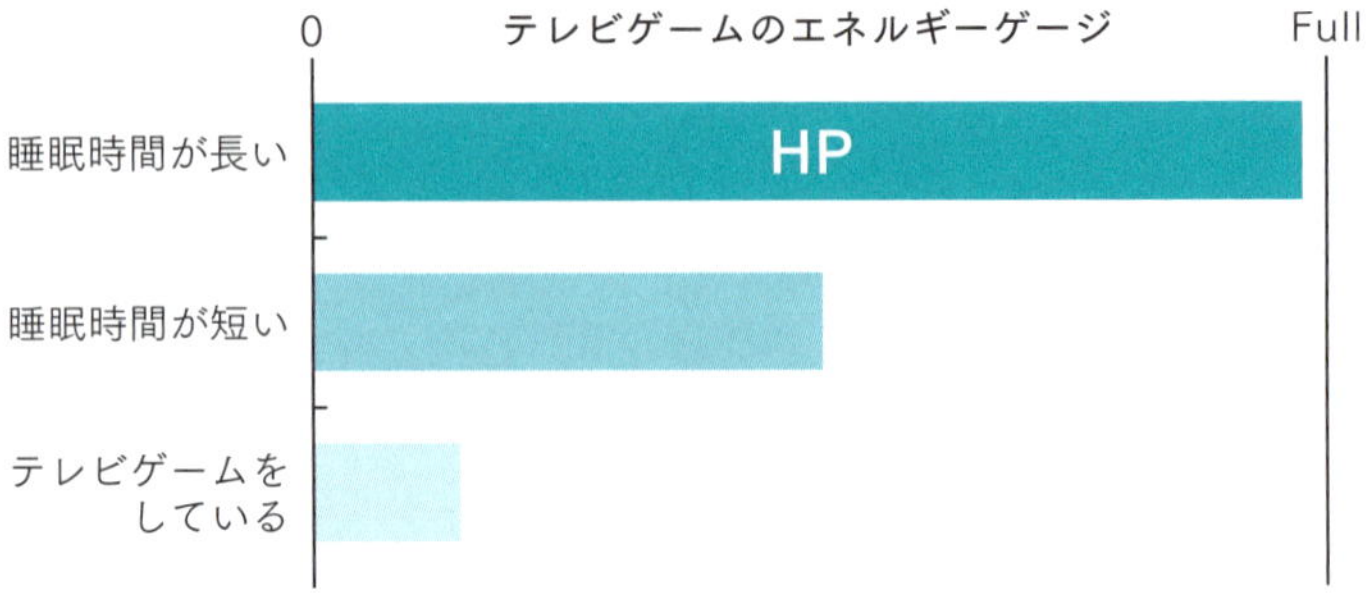

り、日常のことをしなければいけなくなる。すると、ちょっとしたストレスで「HPがほとんど残っていない！」となって、心身ともに余裕がなくなります。

そうなんです！　ゲームのHPと同じように、脳のエネルギー源は、日中に情報処理や意思決定をするときに大量に消費されています。**眠っているときに脳の活動が落ち着いて、脳のエネルギー源再生の時間が確保される**のです。

とくに深いノンレム睡眠に入ると、脳のエネルギー消費が最も低くなるので、エネルギーが回復します。そして、脳内の老廃物や不要な物質を洗い流すシステムが働いて、疲労感の元である炎症が減っていく――つまりHPのゲージが長くなるのです。

日中に頭や体を使うことで脳内に溜まる老廃物（アデノシン）は、眠気を引き起こす原因です。日中に眠くなるのは、夜の睡眠中に老廃物の除去が足りていないということ。睡眠を取れば老廃物がなくなり、脳がリフレッシュされてスッキリ目覚めます。

就寝2時間前にはスマホを見ないほうがいい、ということをよく聞きます。それはスマホの画面から出るブルーライトが、睡眠ホルモンであるメラトニンを抑制してしまうからです。

睡眠ホルモンが出ないと、脳のエネルギーが再生されなくなり、老廃物も除去されないので、昼間にダメージを受けたギリギリの状態のまま朝を迎えることになります。睡眠が必要なのに睡眠が取れないという悪循環になります。

スマホを就寝2時間前にやめて睡眠を取ることをくり返し続けていくうちに、HPが回復し、自分がバージョンアップし、仕事や生活の中でステージアップを楽しめるようになります。

「あのスマホゲームが強い味方になりました」

Gさんは、いつも仕事で疲れて帰ってきて、夜12時を回っても頭がカッカしてなかなか寝つけません。昼間の出来事が頭の中をグルグルしてしまうのです。

そのため、頭をとことん疲れさせてから寝ようと思い、スマホゲームをやったり動画サイトを疲れるまで見たりしてから寝る生活を送っていました。

でも、昼間に眠くなったり、些細なことでイライラしたりして、仕事に集中できなくなってしまったのです。

仕事ができない人と思われたくないので、かなりがんばっていたのですが、上司からは、効率の悪いやり方をしていると思われたようです。

確かに時々ミスはあっても、それ以上に努力しているところを評価してほしいと思うのですが、そうはならず指示ばかり出され、

「こんなにがんばっているのに、なんで認めてくれないんだ」

とますますイライラしていました。

そんなとき、「**睡眠はHPゲージ（体力）を上げる**」ということを聞き、「なるほど!」と思わず声が出てしまいました。Gさんはゲーム好きなので、HPゲージのことをよく知っていたのです。

「睡眠を取らないとHPが回復しないので、ちょっとしたことでダメージを受けてイ

ライラして眠れなくなっていた」

ということに気づき、面白くなってきました。

　そこでGさんはHPゲージを増やすために、就寝2時間前にはスマホを別の部屋に置いて布団に入るようにしました。慣れてくると昼間の精神的ダメージがなくなり、

「スマホをいじって頭を疲れさせなくても眠れるじゃないか」

と、眠るのが楽しみになっています。

　人の気持ちを考えすぎていたのが、HPが回復して職場に行ってみると、

「あれ？　人のことが全然気にならないぞ！」

と自分の仕事に集中できます。以前は疲れた顔の人を見つけると話しかけに行っていたのですが、それもしなくなって、自分の仕事に集中できています。

　上司の評価も気にならなくなったのは、HPが睡眠中に回復してエネルギーを自分の好きな仕事に向けられるようになったからです。そして、さっさと仕事を終わらせて家に帰り、部屋を掃除するエネルギーまで残っていることに驚きます。

　そんな日々を送っていたら、Gさんはいつの間にか仕事でバージョンアップされて、次のステージに進むことができていました。

おわりに

この本には、難しい脳の部位やホルモンの名前が出てきますが、それらは物語の登場人物として読めます。ルイス・キャロルの『不思議の国のアリス』で、ウサギは〈前帯状皮質〉、女王様は〈扁桃体〉、トランプ兵は〈炎症物質〉と置き換えられます。

私のところに相談に来たある女性は、いつも焦って失敗をくり返し、迷い焦って決断し、結局は後悔し反省しては自分を責めていました。この女性がアリス。〈前帯状皮質〉のウサギが興奮して、女性を迷宮へ誘い込みます。そこで炎症物質であるトランプ兵がアリスを追いかけまわし、恐怖や怒りを感じさせる〈扁桃体〉の女王様が興奮し、トランプ兵たちが増えていく。するとアリスは「不思議の国」から出られなくなり、奇妙な人たちと関わることになってしまう……。

そこで女性は気づいたのです。「自分は判断力や決断力がないのではなくて、ウサギが興奮して迷い、正しい決断ができずに迷宮に迷い込んでしまったのだ」と。すると、トランプ兵が女性の脳から消えて、女王様の興奮はおさまり、女性は恐怖や怒りから解放されていったのです。女性は気づいたのです。

「なんで私はこんな人たちと関わっていたのだろう」「関わらなければ生きていけないと思っていたのは、脳が興奮して炎症を起こして疲れ切っていたからなんだ」

それが、「あれ？　こんな人たちと関わる必要はないんだ」と思い直すことができ、女性の脳はストレスによる炎症から解放され、自由になれたのです。

私がこの女性を目の前にすると、「自分は、なんてちっぽけな存在なんだ」とアリスのような感覚になるのは、脳の疲れから解放されたその女性が堂々としていて、自信に満ち溢れているからなのです。

じつは私も、よく同じ悩みに陥ることがありました。そういうときは、この本に書いてあることをこっそりと実践していました。そして、この女性を初め多くの方々のその後の姿を目にするたびに勇気をいただき、私も自分らしく自由に生きられていることを実感してきたのです。

脳の判断は必ずしも常に〝正解〟とはいえません。心に痛みを感じたときは、ちょっと立ち止まって状況を俯瞰し、脳を休ませてあげてください。

大嶋 信頼

大嶋信頼（おおしま・のぶより）
心理カウンセラー
株式会社インサイト・カウンセリング代表取締役
米国アズベリー大学心理学部心理学科卒業。カウンセリング歴30年以上、臨床経験のべ10万件以上を誇る日本の心理カウンセリングの第一人者。独自に開発した「FAP療法（Freefrom Anxiety Program）」は、トラウマ治療や不安症状、依存症など幅広い悩みに対応する革新的な心理療法として注目を集めている。
アルコール依存症専門病院の周愛利田クリニックや東京都精神医学総合研究所、嗜癖問題臨床研究所での経験を経て、「心の傷」を癒やすことで人が本来の自由を取り戻すことができるという信念のもと、株式会社インサイト・カウンセリングを設立。
著書に、ベストセラーとなった『「いつも誰かに振り回される」が一瞬で変わる方法』（すばる舎）をはじめ、『無意識さん、催眠を教えて』（光文社）、『「空気読みすぎ」さんの心のモヤモヤが晴れる本』（永岡書店）、『「与えあう」ことで人生は動きだす』（青春出版社）、『無意識さんの力でぐっすり眠れる本』（ダイヤモンド社）など多数。ブログ「緊張しちゃう人たち」や会員制オンライン講座「無意識の旅」も高い人気を誇る。

装丁・本文デザイン　松川直也
イラスト　フクイナツ
校正　西進社
編集協力　藤原雅夫
編集担当　糸井優子

脳を休めればすべてがうまく回り出す

きっと、あなたもストレス・不安・疲れから自由になれる！

2025年２月25日　第１版　第１刷発行
2025年５月８日　第１版　第２刷発行

著　者　大嶋信頼
発行所　株式会社WAVE出版
〒136-0082　東京都江東区新木場１-18-11
E-mail: info@wave-publishers.co.jp
https://www.wave-publishers.co.jp
印刷・製本　ベクトル印刷株式会社

NDC146　191p　19cm　ISBN978-4-86621-509-9